精神科医である僕は、
自分のうつも、患者さんのうつも
薬では治せませんでした。
僕の心を変えるきっかけとなったのは、食事です。
本書では、その方法のすべてを公開しようと思います。

今の時代、**誰もが「うつになる」可能性がある**、といってもいいのではないでしょうか。

うつの原因とされるストレスは、どこにでもあります。

なかでも**人間関係から生まれるストレス**、それから**「リストラ」や「転勤」、「身近な人の死」など環境の変化から生まれるストレス**は、うつの大きな原因といわれます。

でも、どちらのストレスも、**自分だけで解決するのは難しい**と思います。

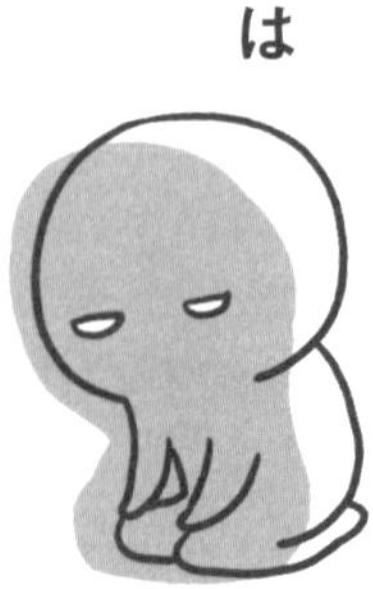

また、うつになる人は、性格に原因があるといわれることもあります。

まじめで責任感が強い人。そういう人は頑張りすぎて自分を追い込み、ストレスを溜めやすいといわれています。

でも、**自分の性格は簡単には変えられない**ものです。

うつだった僕には、その苦しみがよくわかります。

僕は7年もの間、うつの症状にもがき、苦しんできました。そして、うつ病の患者さんと同じように、自分を変えることができずにいました。

その間、薬を服用していましたが、いくら飲み続けても、うつが治ることはありませんでした。薬を飲めば症状はやわらぎますが、対症療法のため、どうしても根治《こんち》にいたらなかったのです。

そんな**僕を救ってくれたのが、食事**でした。

自分を変えるってたいへんなことです。
少しでも変えられれば自信になるのですが、なかなかうまくいきません。
そんなときに、僕が出会ったのが「健康になるための食事法」です。
食事を見直すくらいならできるかもしれない。
それが、僕のうつ克服の始まりでした。
健康になるポイントは、体に毒を溜《た》めないこと。

そのために必要なことは以下の2点。
①毒になる食べ物はできるだけ摂《と》らない→果実と生野菜、玄米の食生活にする
②溜まった毒はすぐに外に出す→水をたっぷり飲み、午後8時以降はなるべく食べない

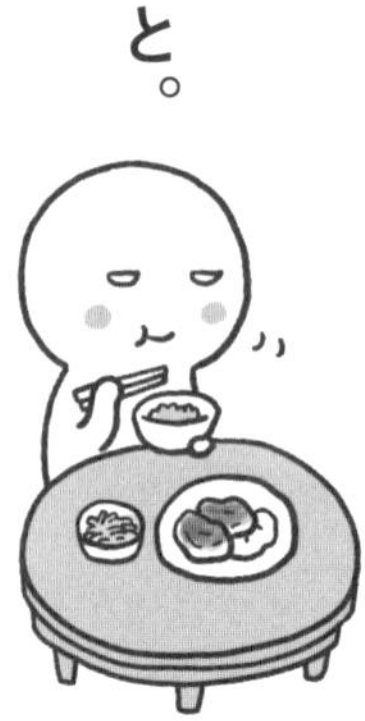

細かいルールはほかにもありますが、見直したのは大きくこの2点でした。

もちろん、逃げ道も用意しました。自分に自信が持てない僕ですから、「できるかもしれない」と思っていても、挫折《ざせつ》することも十分に考えられたからです。

ベジタリアンのような食生活をイメージするでしょうが、実際は、肉や魚を食べてもかまいません。さらに、果実と生野菜なら、好きなだけ食べてもいいというルールにしました。

ルールがゆるいと、思いのほか継続できるものです。

気づいたら2週間が経過し、僕の体はみるみるやせ始めました。そして、自分の体に変化があらわれ始めたのです。

体に毒を溜めない食事に変えて、気づいたことがありました。

それは、**食べることは体に負担のかかる行為**だということです。

とくに高タンパク質の肉や魚、それから添加物がたっぷり含まれた食品は、食べるだけで胃や腸がくたくたになります。

体が疲れると、動いたり、考えたりするのが面倒になります。

体が疲れると、心も疲れてしまうんですね。

逆に、体が元気だと、心も元気になるということです。

それまでの自分の食事を振り返ると、いかに体を疲れさせていたのかがわかりました。それが、うつが治らない理由だったのだと思います。

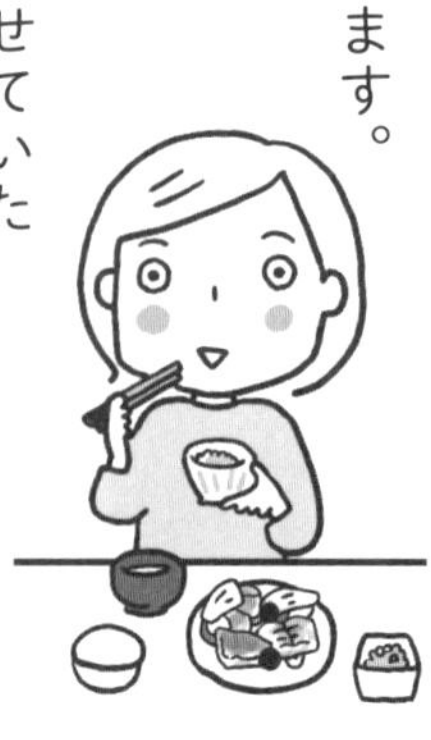

大好きな高脂肪、高タンパクな食品をたらふく食べる

▼

消化・吸収にエネルギーを使って体がへとへとになる

▼

何もかも面倒くさくなる

これが、次のようになると、

果物、生野菜、玄米中心の食事を心がける

▼

胃腸への負担が減って体が軽くなる

▼

積極的な気持ちになる

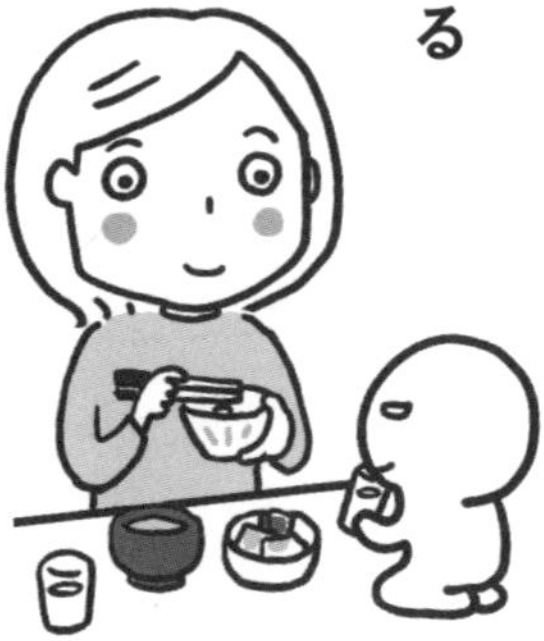

体の変化だけでなく、心も変化していたのです。

心が変化したのは、**体に毒を溜めない食事**は、**脳の状態に大きな影響を与える腸を整える食事**であり、**脳に栄養を与える食事**でもあったからでした。

心身ともに健康になるわけです。

食事を変えるくらいならできる、とやってみたら、変えられました。

うつの僕にとっては、**「変われた」という事実が重要**です。

たかが食事ですが、大きな自信になりました。

自信が生まれる

▼

心がポジティブになる

▼

好奇心のアンテナが立つようになる

▼

希望や目標が生まれる

食事の見直しが、心の立ち直りのきっかけになりました。

7年間苦しんだうつから抜け出して思うことは、人間関係をよくしようとか、強い自分になろうとか、頑張らなくてもよかったんだな、ということです。

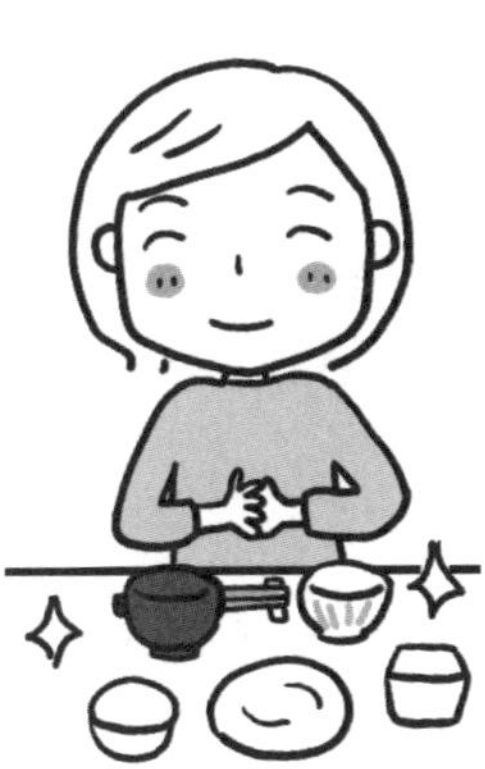

食べ物や食べ方を変えれば、心も変わるんです。
本書では、そんな体と心を健康にする食事法をすべて紹介しようと思います。

すべて僕が実際に体験したものです。
もちろん、今も実践しているものが数多く含まれています。

僕ができたのですから、
みなさんにもきっとできるはずです。
ですが、もし難しい場合は、
決して無理しないでください。
とりあえず、できることからです。

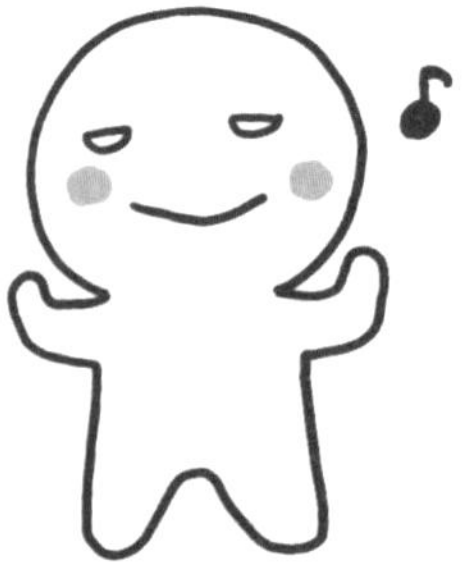

うつの症状に悩んでいる人だけでなく、
仕事やプライベートでストレスを感じている人、
毎日の疲れがなかなか取れない人、
なんとなく落ち込みがちの人など、
心に元気がないと心当たりのある人は、
宮島式食事法を、ぜひ一度試してみてください。
まずは、できる範囲で２週間から。

ほんの少し食事を変えるだけで体が変わります。
そして、少しずつ心も変わっていくことを実感できるはずです。

1章　うつは食事で消せる

2章

体と心に毒を溜めない！

3章　腸内環境を整えてうつを改善

4章

脳を元気にしてうつから抜ける

5章
「宮島式食事法で、うつ、体の不調が治った！」体験者、実践者の声

特別付録

1章

うつは食事で消せる

うつは薬では治らない

実は、精神科医である僕も、長くうつで苦しんだひとりです。

僕がうつ病と診断されたのは2000年のことです。それから7年間、処方薬を飲み続けましたが、うつ状態はよくなりませんでした。その間、僕は精神科医として患者さんに同じように薬を処方しましたが、やはり、ほとんどの患者さんを治すことができませんでした。

自分がうつになり、薬を飲み、また多くの患者さんに薬を処方するなかでわかったことがあります。それは、

「うつは薬では治らない」ということです。

薬を飲めば不安や落込みが麻痺《まひ》しやすくなりますが、対症療法ですから、寛解《かんかい》しても再発が多いです。僕の場合は、薬を飲むことで不安は麻痺するときもありましたが、子どもといるときの幸せも感じにくくなった気がします。

そのことを痛切に感じ、学んだのが、僕がうつを患《わずら》っていた7年間でした。

うつの症状は心と体にあらわれます。

心の症状でいえば、気分が落ち込んだり、憂うつな気分になったり、集中力が続かなかったり、注意力が散漫になったり、何に対しても意欲がわかなかったり。体の症状でいえば、食欲が低下したり、逆に極端に食欲が増したり、眠れなくなったり、疲れやすくなったり、動くことが億劫《おっくう》になったり。

いずれの症状も短時間なら誰にでも起こることですが、うつになると、そういった症状が一日中、あるいは何日も続くことになります。そして、僕のように何年も抜け出せなくなってしまうこともあるのです。

その大きな原因といわれるのがストレスです。ところが、世の中には、同じストレスがかかっても、うつになる人とならない人がいます。

たとえば、長年勤めていた会社でリストラにあい、職を失ったとします。それを契機に、うつに足を踏み込んでしまう人と、そうでない人がいます。この違いはいったい何なのでしょうか？

この場合は、リストラにあったことで、次に希望が持てるか持てないか、次の目標が持てるか否かで道が分かれます。

つまり、物事をどうとらえるか、自分をどう見つめるか、心のあり方によって、うつになるかどうかが決まるというわけです。リストラにあったことで、**「もう自分はダメだ、未来がない」と思えば、心身の状態はうつへと向かい**ます。

逆に、リストラにあったことを、「転職のチャンスが来た」「新たな自分にチャレンジしてみよう」と思えれば、うつに陥ることはありません。

僕の場合はどうだったかというと、医師としての自分に自信が持てないから診察するときはいつもびくびく、将来に向けては不安だらけ。そんな心の状態がうつへの引き金になりました。

それなら、ものごとをネガティブにとらえがちの心を変えればいいじゃないか、ということになりますが、それがとても難しいのです。うつになりやすい人は、完璧主義だとか、断れない性格だとか、まじめなタイプだとか、人の目が気になるタイプだとかいわれますが、何年もかけてつくってきた**「自分」を変えるのは簡単ではありません**。それは、僕も身に染みてよくわかります。

といって、**ストレスそのものを排除できるかというと、それも難しい**ものです。人間関係のストレスには相手がいるので自分だけで解決できませんし、リストラや身近に起きる不幸などは、そもそも自分ではどうすることもできません。

結局、その場の気持ちを抑えてくれる薬を頼りますが、原因を解決できていないので一向に治りません。それが僕の7年間でもありました。

食事を変えればうつは消えていく

うつからなかなか抜けられない僕を救ってくれたのが食事でした。

うつと食事。一見、関連があるように思えませんが、私たちの体は食べたものでつくられているし、食べることで生命活動を維持しています。心の動きや脳の活動も、もちろん食べることによって支えられています。考えてみると、**うつと食事に関連がないわけがない**のです。

そのきっかけを与えてくれたのが、アメリカの経営コンサルタントであるジェームス・スキナーの『成功の9ステップ』という成功哲学の本のなかで紹介されていた「ナチュラルハイジーン」という食事法です。そして、故・甲田光雄先生（元大阪大学医学部非常勤講師、甲田医院院長）が考案した「西式甲田療法」という健康法です。

この師ともいえるジェームス・スキナーと甲田先生の理論を参考に生まれたのが「宮島式食事法」です。ポイントは3つです。

①体に負担をかけない食事を心がける

②腸内環境を整える食事を心がける
③脳に栄養を与える食事を心がける

それぞれの具体的な食事法は後ほど詳しく紹介します。まず、体に負担をかけない食事にすると体がらくになります。うつになると、何をやるのも億劫《おっくう》になりがちですが、**体がらくになると、ちょっとした動きや考えたりすることが面倒でなくなります**。

次に腸内環境を整えると、腸と関連性が深い脳の動きがよくなります。心と体がスムーズに動かなくなるのは、ストレスによって脳の動きが悪くなるからです。その原因は、脳の活動を支える神経伝達物質が不足するからだといわれています。腸内環境がよくなると脳内の神経伝達物質の分泌がよくなり、脳の活動が活発になります。

そして、うつから抜けるには、**脳に栄養を補給してあげる**ことも必要です。私たちの脳は、ストレスを受けると脳の活動に必要な栄養素も不足しがちになるからです。

この3つのポイントを実践するのが宮島式食事法です。もちろん、「心がける」と書いたように、完璧を求める必要はありません。変えることができている自分を確認できていれば十分。それが、うつから抜けるスタートになります。僕もすべてを最初から実践できたわけではありません。

ほとんどの医者が「食事の大切さ」をわかっていない

みなさんは意外に思われるかもしれませんが、医師は食事法に関してほとんど知りません。医師が学ぶのは処方する薬の知識で、それもどんな症状にどんな薬を処方するか、もっぱら「対症療法」についての知識が中心です。

しかし、病気になるにはそれなりの原因があります。その原因となるものは、その人の生活習慣であったり、ストレスが大半。こうした根本原因に対処することなく、病気の根治や改善、予防は望めないと言ってもいいでしょう。

しかし、多くの医師は薬に関する知識しか持ち合わせていないため、生活習慣や食事の改善指導ができません。薬を出すしかないのです。僕も、そのひとりでした。

そんな僕が食事を見直すと、みるみる体が変わり始めました。

なんと2か月で20キロの減量。ダイエットが目的だったわけではありませんが、自分でも驚きました。周りからは、あまりのやせ方に「病気じゃないのか?」と心配されもしました。

でも、僕は平気でした。

なぜなら、**体の調子がどんどんよくなり、エネルギーが体に満ちてくることを実感できていた**からです。

そしてついに、うつを克服することができました。ジェームス・スキナーや甲田先生の食事法と出会って、僕はうつから抜けることができたのです。

言い換えれば、**食事が僕をうつから救ってくれた**ともいえます。

ジェームス・スキナーの本と出会ったのは、２００６年10月のこと。この年は、僕の転機となった年です。うつ病になってから7年近くが過ぎていました。

3度の食事はフルマラソンと同じカロリーを消費する

僕が最初に取り組んだのは、体に負担をかけない食事を心がけること。始めてみると、**食べることは意外に体を疲れさせる**ことがわかりました。

こんなことを言うと、反論される方もいるかと思います。

「いや、逆でしょう？　食べることはエネルギーの補強。むしろ食べることで疲れは吹き飛ぶ」

確かにそうです。私たちの体は食べ物から栄養を摂ることで、活動エネルギーに換えているからです。

しかし、栄養を体に行き渡らせるには、消化吸収が必要です。その前段階として食べ物の分解も必要です。つまり、**食べることは、胃腸や肝臓など消化器官に負担をかける行為**でもあるのです。

体は、胃腸や肝臓に頑張って働いてもらうために、大量の血液を送らなければなりません。

それと同時に、消化酵素など、大量の体内酵素も動員されます。酵素は、栄養の消化吸収、そして分解とすべてにわたって必要な体内物質だからです。消化吸収の担い手は、この酵素と言ってもいいと思います。

食べることは、消化器官からすれば一大イベント。かなりの活動エネルギーを必要とします。

だから、食べているときより、食べた後のほうが疲れます。さらに言えば、いつも満腹に食べてしまうと、それだけ、胃腸や肝臓に負担をかけることになります。だから、もっともっと疲れます。

一説によれば、3度の食事は、フルマラソンに匹敵する消費カロリーともいわれます。毎日フルマラソンを走れば、それは疲れると思いませんか？

そこで僕が胃腸に負担をかけない食事として実践したのが、果実と生野菜中心の食生活でした。

ご存じの方も多いと思いますが、生の食べ物には酵素が含まれています。そのため、**生の食べ物を食べると酵素を補うことになり、胃腸は援軍を得て重労働から解放されます**。

ですから、体が負担が軽くなるというわけです。体があまり疲れなくなります。

疲れなくなると動くのがおっくうでなくなります。体は身軽な感じです。体が疲れていないので、動作を起こすことが面倒でなくなります。ですから、人に何か頼まれても「いいですよ」と気軽に応えてしまう。

そこまではなくとも、イライラすることが少なくなり、食後もスムーズに仕事に移れます。イライラが少なくなれば、人との衝突も減るでしょうし、人間関係にもよい影響が出てきます。
それが、**うつの原因となるストレスを少し減らすことにつながります。**

体のだるさは「腹八分」で解消

「果実と生野菜だけだとお腹が減って、むしろイライラしませんか？」

そんな疑問もあるかと思います。確かに、満腹感からかなり遠い、量的に不足感が強い場合、イライラするかもしれません。

しかし、胃腸にしてみれば大歓迎。フルマラソンを走る必要がないからです。

ですから、**「空腹だとイライラする」のは、胃腸というよりは脳の問題**。脳が満足できないんですね。いつもと違うじゃないかと抗議しているわけです。

とはいえ、いきなり空腹に慣れろというのもきつい話だと思います。

そこで、僕から一つ提案です。心地よい空腹感に慣れるための始めの一歩として、**食べる量を「腹八分」で抑えてみませんか？**

昔から「腹八分は体によい」といわれていますが、インドの伝承医学アーユルヴェーダでも同じことがいわれているそうです。アーユルヴェーダでは「お腹に空き部屋を一つ残すように食べる」とよいとか。

腹八分のよいところは、ほどよい満腹感が得られるところです。胃腸に過度の負担をかけることもありません。食後の体のだるさから解放されていきます。腹八分を何度か実践していくうちに、**胃腸の負担を軽くすることが、体の軽さにもつながる**ことを感覚的に理解できるようになってくるはずです。

腹八分は「酵素の無駄使い」を防ぐ

空腹の効用はほかにもあります。酵素が消化に使われない分、体の修復に回ってくれるのです。最近では酵素がずいぶん注目されるようになりました。酵素入りの健康食品やドリンクも人気です。

酵素がなぜ注目されるのかというと、生命を維持していく上で欠かせない働き手だからです。たとえば、食べ物を消化するには、ジアスターゼなどの消化酵素が必要です。栄養の分解にも酵素が必要ですし、栄養を細胞に届ける、老廃物を排泄する、心臓を動かすのにも酵素が必要とされます。

つまり、酵素は、生命活動の全般にかかわる体の働き手なのです。

食べ過ぎないようにすることは、この酵素を温存することにつながります。そして、**消化に使われずに温存された酵素は、傷んだ器官や皮膚、神経、内臓などの修復に向かいます**。つまり、食べ過ぎを避け、酵素を温存することによって健康を維持する力そのものが高まるわけです。

日ごろから小食を心がけている方たちに健康な方が多いのは、このためです。

食事を見直すまでの僕の食生活は、一般男性とほぼ変わらないものでした。

好きな食べ物で満腹になるのが食事の最大の楽しみ。さらに僕はお酒も大好きでしたので、胃腸やすい臓、肝臓にかなりの負担を強いる毎日だったと思います。そうした**体への負担が、心も重くしていた可能性は否定できません**。当時はまったく無自覚に当たり前のように満腹生活を続けていました。それが知らず知らず、体と心に毒を溜め、うつの症状を悪化させていたのかもしれないのです。

厚切りステーキを食べると体はへとへとに

もう少し、酵素の話を続けましょう。

酵素は大きく分けて2種類あります。

1つは、私たちの体が自ら作る体内酵素。そしてもう1つが、食べ物に含まれる食品酵素です。

体内酵素の問題は、生産量に限りがあるということです。体内酵素は使えば使うほど枯渇《こかつ》してしまう運命にあります。ある説によれば、酵素が体内で枯渇すると、人は寿命を迎えるというほど。それくらい酵素は重要なのです。

体内で生産される酵素に限りがあるならば、その不足分は食べ物に求めるしかありません。

酵素は熱に弱く、48度前後の加熱で死んでしまいます。酵素は物質ですから「死ぬ」という表現はあまり正しくありませんが、酵素が働かなくなります。ですから、加熱した食品に酵素はありません。逆に、生の食品にはすべて酵素が含まれています。果実や生野菜に限らず、肉や魚、卵も、加熱されず生の状態であれば酵素は含まれています。

しかし、肉や魚のように高タンパク質、高脂肪の食べ物は、消化に時間を要します。**肉や魚は、たとえ生で食べても体に負担をかけやすい**のです。

少し専門的にいえば、高タンパク質、高脂肪の食品は分子構造が複雑なために分解するのに多大な労力を必要とします。その労力とは酵素にほかなりません。

そのため、肉を、それも**加熱した焼き肉やステーキを大量に食べると、胃袋にまるで鉛が入ったような重さを感じる**のです。

肉好きなら、鉄板の上でジュウジュウ音を立てた厚切りステーキを食べると、心は満足、脳は快楽を覚えますが、お腹は大変です。**大量の消化液とともに大量の酵素が動員され、体はへとへと**。「もう動きたくない」「どこかで休もう」そんな経験をしたことがあるかと思います。

果実と生野菜は体にやさしい「栄養の宝庫」

一方、果実や生野菜はどうでしょうか？

基本、果実は生で食べますから、酵素がたっぷり含まれています。野菜も生で食べれば酵素はたっぷり。しかも**果実や野菜には、ビタミン類、ミネラル、糖質のほか、脂質、タンパク質、抗酸化成分であるポリフェノール類までバランスよ**

く含まれているものが多くあります。

果実や生野菜は、実に体にやさしい「栄養の宝庫」と言っても過言ではないでしょう。

加えて、果実や生野菜には水分も豊富に含まれています。しかも、果実や生野菜に含まれる水分は、体に吸収されやすいのが特徴。しかもその水分は酸化していないため、体にやさしい水分なのです。

したがって、宮島式食事法では、果実や生野菜を中心とした食生活をすすめています。果物、生野菜なら、いくら食べてもOK。好きなだけ食べてください。

かといって、ベジタリアンを実践するときのように肉食や魚食を禁じているわけではありません。後で紹介するように、肉料理や魚料理も適量であれば大丈夫。ただし、過剰なタンパク摂取や赤身の肉類は、体調と相談しながら食べることをおすすめします。

僕は、とにかく野菜を生で食べました。というより、**野菜は「生でかじる」という感覚**です。普通は加熱して調理するゴボウでも、生でガリガリ食べました。

そして果実もよく食べるようにしました。リンゴ、バナナ、オレンジ、キウイ、果物であればなんでもよいのです。とくに**朝は3種類の果実を用意**しておいて、お腹がすいたら食べるようにしていました。

我慢しない。これは、宮島式食事法の特徴でもあります。

次の章からは、宮島式食事法の３つのポイントについて、さらに詳しく紹介していくことにします。

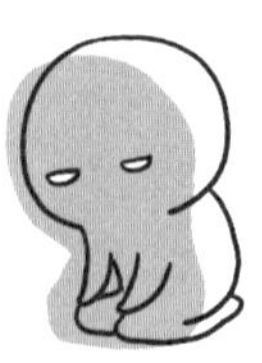

2章

体と心に毒を溜めない！

「毒出しサイクル」が乱れると心も乱れる

宮島式の一つ目のポイントは、体に負担をかけない食事を心がけることです。1章では、体に負担をかけないために小食のすすめと果実と生野菜中心の食生活について話しましたが、もう一つ大切なことがあります。それは、食べる時間。宮島式では、24時間サイクルで食事を考え、1日を3つのサイクルに分けています。

①1番目のサイクルは午前4時から正午まで。

この時間帯は「体が主に排泄《はいせつ》する作業」の時間帯としてとらえます。

②2番目のサイクルは正午から午後8時まで。

この時間帯は「摂取のサイクル」で、「体が主に必要な食べ物と栄養を取り入れること」に集中しています。

③3番目のサイクルは午後8時から午前4時まで。

この時間帯は、「体が日中に摂取した食べ物からの栄養を吸収し、それを活用する」、つまり吸収のサイクルです。

このサイクルは、排泄と深い関係を持っています。

私たちは「体を健康にしよう」と思うとき、とかく「何を食べるか」に関心が向かいます。インプットを重視しがちです。

しかし、体は栄養吸収と同時に、いや、むしろそれ以上に排泄を求めています。便や尿はもとより、体にとっては不要になった老廃物を排出したい、それが体の偽らざる欲求なのです。


排出、排泄がうまくいかなくなると、老廃物は体に溜まるようになるからです。

早い話、これが「体の毒」。毒はどこに溜まりやすいかといえば、「体の管」に溜まりやすいとアーユルヴェーダは教えています。


たとえば、動物性脂肪を摂り過ぎればコレステロールとして血管に溜まり、過酸化脂質に変わります。悪玉脂肪となります。

便が腸に溜まれば、それはやがて宿便と呼ばれるものになり、未分解の栄養（とくにタンパク質）はメタンガスなど毒素を発するようになって、「おなら」がたくさん出るようになります。

お腹に毒素が溜まれば、粘膜質の腸管を荒らして、腸壁がただれ、栄養吸収がうまくいかなくなるばかりか、そこがポリープや腫瘍の温床となることもあります。

最近の研究では、腸が荒れると脳の神経系にも悪影響が出て、自律神経が乱れ、ホルモンのバランスを崩し、心まで乱れてくることがわかってきました。３章で詳しく話しますが、これがうつの原因の一つとも考えられています。

朝は好きな果物とお水を！

では具体的に、３つのサイクルで何を食べるか。

宮島式では午前中は排出の時間。前日食べたものを朝スッキリと排泄することが一日をリズムよく過ごすコツとなります。

僕の場合、**朝は果物だけを食べる**ことにしました。

毎朝、果実を3～4種類用意して、ほかの食べ物は食べないことにしたのです。**用意する果実の種類や量は適当**で、たくさん食べることもあれば、バナナだけという日もありました。

どんな時間に何を食べるかさえ守れば、量は好きなだけ食べていいのが宮島式。「お腹が減ったら、好きな果実を食べよう」そう思うと心に余裕が出てきます。

すると、果物を切らしたときなどは、「今日は水だけで過ごしてみようか」と、さらに心に余裕が生まれて、朝から仕事に集中することができるようになりました。ちなみに、水に関しては、果物の摂取とは関係なく午前中はしっかり飲むようにしました（その理由については後で詳しく述べることにします）。

朝食をなぜ果実だけにするとよいのか、もう少し説明しましょう。

人間の生理サイクルを考えたとき、午前中にしっかり便を出すことは、とても重要なことです。体は朝目覚めると、まず便や尿、**体の老廃物といった「毒素」を体外へ出そうとします**。それが体の自然な生理リズムだからです。

たとえば、朝起きると痰を出したくなったりします。これも一種毒素の排出行為であり、体は、こうした排出、排泄行為を通じて自律神経の切り替えをスムーズに行おうとします。

朝、スッキリ排便できると気持ちもスッキリ。一日をアクティブに過ごそう、仕事も頑張ろう、そんな気持ちが自然とわきあがってくるのは、排便によって自律神経の切り替え（リラックス系の副交感神経から活動系の交感神経への切り替え）がうまく行われた証拠ともいえます。

逆に排便を含め毒素の排出がうまくいかないと、交感神経への切り替えができず、そのため、なんとなく調子が出ない、体が重い、気分が乗らない、そんなモヤモヤを引きずりがちです。

朝は腸の排便運動を妨げない食品を摂ることがポイントになります。

その点、果実は理想的な食べ物です。

栄養学的にいえば、果実には脳の栄養となる糖分（果糖）が含まれているため、意識が目覚めてきます。また、ビタミンやミネラルが含まれているため、体をシャキッと目覚めさせるのにも最適。水分も豊富で、細胞が潤ってきます。

そして、なによりありがたいのが、食品酵素をたっぷり含んでいること。果実には、酵素が豊富なため、消化に負担をかけず（消化を助けると言ってもいいでしょう）、その結果、腸の排便リズム、排便機能が邪魔されないのです。体の自然な生理サイクルを狂わすことがありません。

さらに言えば、**果物は果物だけで摂るほうが胃腸を助けます**。

なぜかといえば、果物と他の食べ物、たとえばご飯やパン、肉などを一緒に食べると、でんぷんやタンパク質の消化に時間を要し、その間、果実は消化を待たなくてはならないからです。このとき果実は腐り始めてしまいます。

体は、食べ物に含まれる栄養素をすべて吸収できるわけではありません。果実にはさまざまな栄養素が含まれていますが、胃の中で発酵してしまうと栄養分が損なわれます。発酵するとガスが出る原因にもなります。

夜遅くの食事は自律神経を乱すだけ

では、お昼はどうするか？

僕の場合、昼食は野菜が中心でした。野菜は、水分の含有量が多く、体が必要としている栄養素をたくさん含んでいます。食物繊維が豊富な点もありがたいですね。

具体的には、作りたてのフレッシュな野菜ジュースを飲むか、あるいはサラダなど、お好みに合わせて野菜を生で摂取します。さらに、野菜と一緒にもう一つだけ炭水化物やタンパク質を摂ります。食べるとしたら、玄米がおすすめです。

僕はどう昼食を摂ったかといえば、**タッパーウエアに入れて持参した玄米ごはんと果実、野菜**を食べました。果実と野菜は職場近くのコンビニエンスストアで購入することが多かったです。

具体的に食べた食品は、果実は、リンゴ、柿、バナナなど。

野菜は、**きゅうり、ピーマン、ブロッコリー、キャベツ、レタス、トマト、にんじん**などです。ピーマンでもブロッコリーでも、生でかじって食べました。風味が欲しい場合は、塩をちょっと振るか、オリーブオイルに塩をまぜて、それをドレッシングにするとおいしくいただけます。

そして、果実、野菜を最初に食べて、その後、玄米を食べました。

では、夕食はどうしたらいいでしょうか？

僕の場合、夕食は基本、昼食と同じです。果実、野菜を最初に食べて、玄米でお腹を満たす。こんな感じでした。

夕食で大切なことは、夜遅くに食事を摂らないことです。午後8時以降は、基本食べないことにする。それくらいが身体的にはちょうどいいのです。

なぜかといえば、夜遅い食事は自然な生理サイクルを乱すからです。

午後8時から午前4時までの時間帯は、栄養を吸収して体を補修する時間です。自律神経でいえば、体は副交感神経が優位になっている時間帯。体はリラックスを求めています。

免疫も夜に働くといわれます。目の疲れや肌荒れ、傷んだ髪の修復、筋肉のこわばり、こうした身体組織の修復は、副交感神経が優位な夜に積極的に行われるように体はできています。

間食もOK！でも「体にいいもの」を

午後8時以降、何も食べないと「お腹が減って眠れない」という方もいるかと思います。そういう人は、寝る20分以上前に果物を食べるようにしましょう。イライラした気持ちが治まります。

宮島式では間食もOKです。果実や野菜中心の食生活では、午後3時くらいにお腹が減るのは自然です。そんなときは無理せず、バナナなどの果実を食べたり、お好みのスムージーを作って飲んでみるとお腹が落ち着きます。

サラダ、木の実のナッツ類なども間食としておすすめです。ナッツを食べるときは、無塩のものを選ぶようにすると、体への負担が少なく、ダイエット効果も高まります。

間食にポテトチップスなど、いわゆるスナック菓子やプリンを食べている方も多いのではないでしょうか?

僕の場合、食事を見直すまでは、缶コーヒーやジュースなど砂糖を大量に含んだ飲料をよく飲んでいました。とても「体にいいもの」を摂っていたとはいえませんね。

喫煙は毒物を体内に入れるようなもの

体に負担をかけないためには、当たり前ですが**「体を傷つけるもの」**もよくありません。具体的には以下のようなものです。

- **タバコ**
- **アルコール**
- **コーヒー、紅茶などのカフェイン飲料**
- **麻薬と薬**

・過剰なタンパク、赤身の肉類
・過剰な塩分
・加工食品と砂糖

中でも気をつけたいのはタバコです。タバコには、ニコチン、タール、ベンゼンなど300もの毒物が含まれています。喫煙は、こうした毒物を体内に入れるに等しい行為で、自分の体を毒にさらしているようなものです。

「タバコがやめられない」という方は多いと思います。僕も昔はよくタバコを喫いましたので、その気持ちはよくわかります。コーヒー、紅茶をやめられないという方も多いことでしょう。

しかし、体を傷めては健康が維持できないのは自明の理。先にあげた食品、すべてはやめられないけれど、これはやめてみようかな、と心が動くものがあれば、思い切って挑戦してみましょう。

2週間頑張ってみれば、体調に素晴らしい変化があらわれるようになります。

そして、体調の変化は、やがて心にも変化を呼び起こすことになります。続けてみれば、2週間はあっという間。そのとき、あなたの体は毒を出すことに成功し、心にもよい影響が出ているはずです。

「バランスよく」食べる必要はない

食べ方の工夫についても触れておくことにしましょう。

宮島式では、**パンやご飯などのでんぷん食品と肉などのタンパク質を一緒に摂らない**ようにします。

理由は、たとえば、ご飯を食べて、それから肉を食べると、体内（胃腸）で酸性とアルカリ性の消化液を混同させることになるからです。この混同の結果、胃腸内は中性になり、消化のために大きな負担がかかることになります。焼き肉でご飯を食べることが大好きな方には、ちょっとショックかもしれませんね。

私たちは「食事はバランスよく食べなさい」「たくさんのおかずを摂りなさい」と教えられてきました。

しかし、たくさんの食べ物を組み合わせるから胃腸は疲れるのです。ちなみに、野生の動物は、食べ物を組み合わせて食べることはしません。

そんなことを言うと、「単品ばかり食べていられるか」とサジを投げたくなる気分になるものです。では、食事で複数の食品を食べるとき、解決策としてはどんな食べ方がよいのでしょう。

それには、野菜を食べてから、パン、ご飯、パスタ、ポテトなど、食品を1種類だけ食べます。あるいは、野菜サンドイッチでもいいし、野菜スープまたは野菜シチューとライス、あるいは野菜カレーを食べる方法もありです。

僕は玄米が大好きなので、**1日の目標として、果実は4種類、野菜を含めて9種類の植物性食品を摂る**ようにして、玄米と組み合わせて食べました。

断食は「メスの要らない外科手術」

短期間で体から毒を出すには、断食という方法もあります。

「それこそ無理、無理」と思われるかもしれませんが、**断食はとてもシンプル。面倒なことは一切ありません。また、お金がかからないため経済的**です。しかも、断食は、フランスでは「メスの要らない外科手術」といわれるくらい、体の調子を整えてくれます。

通常、断食とは、本来少なくとも3日以上の断食を行う「本断食」をいいますが、僕がおすすめするのは、もっと簡単な断食法。俗に**「半断食」「プチ断食」と呼ばれる短い時間の断食**です。3日間まるまる食べない本断食はやはり専門の施設で行うか、専門家の指導のもと行うほうが安全ですが、これなら家庭や自分ひとりで行うことができます。

半断食は18時間以上食べない時間をつくる断食、プチ断食は3日かけて行う断食になります。3日かけるといっても1日目は「断食の前準備」、2日目「断食本番」、3日目「断食からの回復」の流れで、2日目の断食本番日でも野菜ジュースなどの液体は摂ってよいのがプチ断食。まったく栄養を摂らないわけではありません。

半断食、プチ断食とも、断食を初めて体験される方にはとてもよい入り口になると思います。入り口になるだけでなく、半断食、プチ断食をたとえば2週間に1回、月に1度でも定期的に行うようになれば、それだけ健康効果、毒出し効果は高まってきます。

まずは週末の半断食から始めてみよう

それでは、簡単に半断食の説明をしましょう。

半断食とは、その名の通り、半日食事をしない断食法です。

具体的に食事をしない時間は18時間ほど。なぜ18時間食事をしないかというと、**私たちの体は摂取した食べ物を消化、吸収してから排泄するまで約18時間かかる**からです。つまり、前日の午後6時に食事をしたとして、その食事が便として排泄されるのは翌日の正午。

半断食はこの生理サイクルを滞《とどこお》りなく進めるプログラムなのです。

もっとわかりやすくいえば、一度食事をしたら、後は胃腸を邪魔せず胃腸の働きにまかせて、しっかりウンチを出してもらう、そのためのプログラムといってもいいでしょう。

半断食では、断食の18時間を設けるために朝食を抜くのが最も簡単で、オーソドックスな方法です。

たとえば、**翌日の正午に食事をするとしたら、そこから逆算して食事を抜き、その日の午後6時以降は食事を摂らない**ようにします。食事を抜くといっても、まったく何も摂らないわけではありません。**水はたっぷり飲んでください**。水の代わりにお湯を飲んでもかまいません。

水をしっかり摂ることは、細胞の代謝力を落とすことなく、排泄効率を高める一つのテクニックになります。

「お湯がいいなら、お茶は？　ジュースは？」と抜け道を探したくなるものですが、半断食中、栄養のあるものはたとえドリンクであっても避けるようにします。

理由は簡単です。断食中に栄養を補給してしまえば、その分、胃腸は働かざるを得なくなるからです。その結果、せっかく断食しているにもかかわらず、消化から排泄に至る連続的な流れが乱れてしまいます。

断食中は、お腹が空いたら「毒出し、毒出し」と心に念じ、水をゴクゴク、お湯でホッと一息をつくようにしましょう。

余談になるかもしれませんが、断食中にお湯を飲むと、まるで胃腸が温泉にでもつかっているかのような休息感を得ることができます。半断食に慣れてくると、この感覚が少し「病みつき」になるほどです。

胃腸が休まると心が元気になる

うつのときは、心身がリラックスできていません。何もできずにぼーっとしているときでも、実は顕在意識、潜在意識でも自分を責めています。

顕在意識とは、通常私たちが「意識できる意識」のことで、思考や感情などがこれに当たります。**私たちは何気なく一日を過ごしていても、実に6万回も思考をしている**といわれるほど、顕在意識は脳と心を駆け巡っています。大変な忙しさです。

うつになると、さらに心の中が忙しくなります。自分を「ダメだ、ダメだ」と苛《さいな》んだり、将来への不安が頭から離れなかったり、ネガティブな感情と思考が終始続いていきます。

そのため、うつのときはなかなか眠れないのです。無意識な思考が止まらないからです。また、短時間で目が覚めてしまいます。僕がそうでした。

そうなると負の連鎖で、心も体もどんどん疲弊《ひへい》して、さらにやる気、自信といったものがすり減ってきます。仕事の疲れも取れません。

断食は、こうした負の連鎖を断ち切る機会になります。

その一番の理由は、胃腸を休めることによる心身への効用です。

消化のプロセスは、運動や仕事で体を動かすよりも多くのエネルギーを消費しています。私たち現代人は、この感覚が麻痺《まひ》しがちです。本当は疲れているのに、食べてしまう。胃袋は「休ませて」と言っているのに、食べてしまう。これは、日常的なストレスにより、身体感覚が少し麻痺した状態といえるでしょう。

半断食は、この流れを絶ちます。**18時間食を控えることにより、消化のプロセスを助け、その分、たくさんの体内酵素が体の修復に向かいます**。また、断食中、水をたっぷり飲むようにすれば、細胞の毒である老廃物が尿や汗として排出されるようになります。

水をたっぷり飲むと体から毒が抜けていく

体から毒を出すには、なぜ水をたっぷり飲むことが重要なのか。
私たちの体の70％近くは水でできているからです。そのため体内の水が不足してくると、さまざまな症状があらわれます。
まず、血液がベタベタと粘り気の強い血液となるため、全身の血液循環が悪くなり、全身の機能低下を招きます。たとえば、便秘や頭痛も水分不足が起こす症状の一つです。

また、水は細胞の代謝活動全般にかかわりますから、体内の水分が不足すると、細胞への栄養の補給、老廃物の排出など、代謝活動のすべてが滞りがちになります。また、細胞の炎症の原因にもなります。

「なんとなく体がだるい」「調子が出ない」「肌がカサカサする」こうした不定愁訴《ふていしゅうそ》は、実は体内の水分不足からくることが少なくありません。

世界には水を治療の一環としてすすめる医師もいて、イラン人医師バトマンゲリジ氏は、ありとあらゆる病気の患者に水を飲ませて治療したそうです。

バトマンゲリジ氏の報告によれば、**水を飲むことでよくなった病気は、アレルギー、高血圧、倦怠感、消化性潰瘍、腰痛、皮膚のシワ、セルライト（下半身にできる脂肪の塊）、さらに不安、うつ**があります。

水不足が心と体の不調の一因に

そこで、僕も患者さんへの治療の一環として、水をすすめました。

その経験から言いますと、一定以上の水を飲むと、体のふらつき、痛み、アレルギーなどの症状がやわらいできます。頭痛や肩こりなどの不定愁訴も、水分の不足が関係している場合が少なくないようです。

一般的に現代人の多くは、水分の摂取が不足し、慢性的に脱水状態の人が多いように思います。そう指摘すると、「そんなことはない、私は水代わりにスポーツドリンクや栄養ドリンクをたくさん飲んでいる」と反論される方がいますが、スポーツドリンクや栄養ドリンクは水ではありません。中には砂糖がたっぷり含まれています。

そのため、大量に飲むと、むしろ血液がベタベタして、細胞の代謝活動を損ない、体の不調を呼んでしまいます。

僕も、水をたくさん飲みました。最低でも1日2リットル以上は飲むようにし、一時期は1日5リットル以上を飲みました。水をしっかり飲むと排便がスムーズになりますし、尿や汗もたくさん出て、「老廃物がしっかり排出されている」という実感が出てきます。体のだるさも取れてきます。

ちなみに、私たちが1日に体外に出す水の量は2〜2・5リットルといわれています。その内訳は、尿として1〜1・5リットル、汗として0・6リットル、呼気として0・3リットル、便として0・1リットル。

毎日これだけの水を体外に出すのですから、水分不足を防ぐには、毎日たっぷり水は飲んでほしいと思います。

では、1日にどれくらいの量の水を飲めばよいのでしょうか？

一般的に、**体重の30分の1の量**が必要とされています。したがって、**体重が45キロの人は毎日1・5リットル、体重60キロの人なら2リットル**は必要ということになります。

どうでしょう？　みなさん毎日必要量の水は飲んでいますか？　おそらくほとんどの方が「いやいや、そんなに飲んでいません」と答えると思います。多くの人が、気づかずに脱水症状に陥っている可能性があるのです。

「毎日たくさん水を飲んでくださいね」とお願いすると、多くの人が「どんな水を飲んだらいいんですか？」と尋ねられます。

理想的な水をいえば、いわゆる「生水」です。ここでいう「生水」とは、地下から湧き出た天然のままの水のこと。しかし、近年、井戸水はほとんど見かけることはありませんし、現代において「生水」をたっぷり飲むことは至難の技です。

水道水をごくごく飲むのも悪くはないのですが、水道水には塩素が含まれているので、「水は買って飲む」という方も少なくないでしょう。ミネラルウォーターを常用されている方は多いと思います。

最近では活性水素水や硬質のミネラルウォーターも人気のようです。みなさんがお好みの水を飲まれるとよいでしょう。

それだと費用がかさむという場合は、**水道水を浄水器で濾過《ろか》して飲むのが、お手軽で無難。費用的にも安上がり**です。

いずれにしても、大切なことは毎日しっかり水分を補給すること。細胞をみずみずしく保つことが、体と心の毒出しには必須。僕は水をたくさん飲んで、体を潤し、浄化するのが好きでした。みなさんも、自分の体で試してみは？

毒出し食生活の基本は「玄米菜食」

ここまで書いてきた食事や断食は、すべて僕が体験したものです。こうした食生活を続けることで、僕はつらい日々から抜け出すことができました。

実践した食事のなかで深い認識として心に焼きついたのが、小食の大切さ、生《せい》食《しょく》の大切さ。要するに体に負担をかけない食事です。

毒出し食生活を簡単にいうと、玄米菜食になります。

これなら摂取カロリーを気にする必要もありません。生の植物性食品が中心で、小食を旨とするため、カロリーオーバーになりようがないからです。僕自身20キロ体重が落ちたので、ダイエットにもおすすめの食事法といえます。

では、具体的にどのような食生活にすればいいのでしょうか？

玄米菜食は、主食が玄米です。米は胚《はい》芽《が》やぬかの部分に栄養素が豊富です。その大切な栄養素を残しているのが玄米です。

そのため玄米を主食にすると、他の栄養素をあまり気にする必要がなくなります。**玄米には健康維持に必要な栄養素のほとんどすべてが含まれている**ため、おかずを気にする煩わしさから解放してくれる長所もあります。

とはいえ、どうしても玄米が苦手という場合は、三分づき、五分づきにしてもよいですし、胚芽米や、胚芽米に白米を混ぜる方法もあります。ちなみに、発芽玄米は玄米よりも栄養があります。

副食は、野菜、イモ類、豆類、海藻などの植物性食品を中心にします。

僕は肉や魚を食べないようにしましたが、みなさんは真似する必要はありません。肉や魚を食べてもかまいません。むしろ、我慢するより、自分に正直になったほうが、心にはいいのです。「ねばならない」を義務とすると、心が苦しくなってしまいます。

一般的にいわれていることとして、僕も体験し、実感していますが、**果実や野菜など植物性食品中心の食生活にして、動物性食品の摂取を減らすと、心が穏やかになり、安定してきます**。

イライラしなくなるのです。

僕は高校、大学とラグビーをやっていましたので、試合前には「よし、今日はトンカツを食べて、明日は闘おう」と気持ちを盛り上げることがありましたし、肉料理は大好きでした。

肉食は、心に興奮をもたらします。しかし、その一方で、どこか心が落ち着かなくなる、そんな作用もあったように思います。実感としてです。

うつは、沈んだ心、気分の落ち込みが症状としてあらわれますが、自律神経のほうは交感神経が過緊張状態。とくに、初期のころはそうで、自分を責める、将来が不安になる、つまり自分に安心感を与えない思考がグルグルと空回りしています。

そのため、体も心も休まりません。ですから、**うつ症状が強いとき肉食はかえって逆効果になる恐れがあります**。

このことからも、うつ改善のためには、植物性食品中心の食生活が適しているといえます。

僕はこのような食事を食べていた

玄米菜食の1日のメニュー例をあげるとするとこんな感じになります。

●朝は野菜をジュースにして飲みます。

ジュースに、オレンジやリンゴなどの果実を混ぜて、野菜果実のミックスジュースにするとおいしさが増します。

あるいは、**野菜ジュース、果物のジュースと豆乳を混ぜて、豆乳野菜ジュースや豆乳野菜果実ジュースにする**方法もあります。豆乳を加えると腹持ちがよくなるのと、大豆に含まれるイソフラボンがホルモンのバランスを整えます。

もちろん、僕が実践したように果実を3〜4種類そのまま食べるのもおすすめです。

●昼食と夕食は、生野菜などの植物性食品を中心にします。
物足りなさを補うために、炊いた玄米を追加します。基本的な考え方としては、副菜を主食にして、主食を副菜にするイメージです。普段は副菜の生野菜のサラダなどを好きなだけ食べて、ご飯は少なめにする食事になります。

とりわけデンプンを含まない野菜（イモ類、コーン、ニンジン、カボチャ、ゴボウ、レンコン、グリーンピース、ビーツ以外の野菜）は好きなだけ食べてください。


1日の野菜の摂取目標量は、生野菜で450グラム、温野菜で450グラム、合計900グラムです。

僕の場合、前述したように、昼はコンビニエンスストアで生野菜のサラダなどを買って、タッパーウエアに入れた玄米と合わせました。

サラダで満足感を得るのに便利なのがアボカド。サラダとアボカドを合わせると、きわめてヘルシーなランチメニューになります。同様に、**サラダにナッツ類や種子類を合わせて摂るのもおすすめ**です。

豆類（豆腐、納豆も含む）やアボカドは、穀類やイモ類と合わせても消化の妨げにならないので、一緒に食べても大丈夫です。

和食の好きな方なら、ひじきの煮物、きんぴらごぼう、切り干し大根の煮付けなど、野菜や海藻を加熱した料理が欲しくなると思います。

もちろん、火を通した野菜料理を食べていただいてかまいませんが、なるべく生の食べ物を中心にした食事構成にしてみましょう。なお、果実は加熱すると、糖が酸に変わってしまうため、果実は生で食べるのが鉄則です。

「小食」こそが心と体を元気にする

僕は、自分がお猿さんになったつもりで、生の野菜や果実を食べました。ここまでモチベーションが維持できたのは、「病院の精神科医であることがイヤでイヤで、辞めたくてしようがない」という理由があったからです。

ところが、この食生活を**継続していくと、楽しくなってきます。僕の場合、体がどんどんやせていきましたから、その変化に胸躍らせました**。

また、小食を実践するなかで、格好よく言えば、「足るを知った」ように思います。僕が尊敬する遺伝子学者の村上和雄先生（筑波大学名誉教授）は、著書の中で「小欲知足《しょうよくちそく》」の食事が遺伝子のスイッチをオンにすると述べています。

遺伝子がオンになるということは、細胞がイキイキと働き出すということです。細胞の代謝活動を活発にする食事は、満腹感ではなく、小食でもそこに満足を覚える心にあると村上先生は述べています。

うつは、自分をダメと思う、つまり自分に不足感を強く覚える心の状態ともいえます。

お猿さんの気分になって生野菜をかじっているとき、これだけでも十分満足できるようになった自分を新鮮に感じました。

ある意味、**「足るを知る」食事が小食**です。


さらに、小食に慣れてきたら、半断食、プチ断食にも挑戦していただきたいと思います。ペースとしては、2週間に1回、月に1回でも週末の金・土・日を利用してプチ断食を行ってみる。

半断食であれば、平日でも行うことが可能です。

断食を経験することで、胃腸を休めることがいかに体をらくにするか、実感されると思います。そして、それまでの

●体が重い

●疲れが抜けない
●熟睡できない
●朝早く起きられない
●集中力が続かずボーッとする
●やる気が起きない
こうした心身の不調から抜けていきます。

僕が体験した健康効果は、体と心の毒出しによってもたらされたもの。みなさんも、体に負担をかける食事から、体に負担をかけない食事にシフトすることで、うつに負けそうな心をどんどん軽くしていきませんか?

体がやせるだけで気分もずいぶん変わるものです。

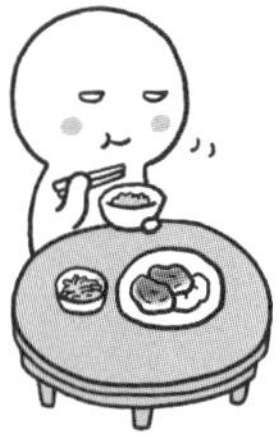

3章

腸内環境を整えてうつを改善

腸の乱れが心の乱れをまねく

うつによって心と体がスムーズに活動できなくなるのは、ストレスによって脳の活動を支えている神経伝達物質が減少し、働きが悪くなるからだといわれています。この神経伝達物質と深い結びつきがあるのが、実は、腸です。

腸というと、「栄養の消化吸収の場」、そんなイメージがあるかと思います。もちろん、これは間違った認識ではなく、私たちが食べたものは、胃袋を通り、十二指腸を経て、小腸、大腸へと運ばれ、細かな栄養に分解されて血液中に吸収されます。

ひと昔前までは、腸は栄養の消化吸収が主な仕事であり、そのほかのことにはあまり関与していない、これが医学的な「常識」でした。

ところが、近年、腸の研究がさまざまに行われるようになり、**腸と脳は互いに**

情報を送り合って、脳の働きに腸が影響を与えていることがわかってきたのです。
腸と脳の密接な関係を称して、最近では**「脳腸相関」**という言葉が使われるようになりました。みなさんも、テレビやネット、雑誌などでこの言葉を目にされたことがあるのではないでしょうか。

そこで、まず「脳腸相関」とはどういう関係なのか、説明していきましょう。多少医学的な解説になりますが、そこは少し我慢していただいて、腸をよくすることが私たちの脳、ひいては心にどんな影響を与えるのか理解していただきたいと思います。

みなさんは**「腸内フローラ」**という言葉を聞いたことがあるかと思います。「フローラ（flora）」を日本語に訳すとき、よく「叢《そう》」という言葉を当てるのですが、これはある植物などが密集しているときによく使われる言葉です。たとえば、熱帯性植物が密集、群生していれば、「トロピカルフローラ」と呼ばれたりします。
では、私たちの腸にも植物が密集しているのかといえば、そうではありません。

私たちの腸に密集しているのは細菌です。

実に腸内には、約１００兆個（ある報告によれば６００兆個）もの細菌が棲《す》み着いています。その密集の様子が叢に似ていることから、「腸内フローラ」という言葉が使われるようになりました。

では、どんな細菌が棲んでいるのかといえば、**善玉菌と悪玉菌です**。さらに、**善玉菌と悪玉菌に分けられない常在菌（日和見菌《ひよりみ》）もいます**。

細菌全体から見ると、善玉菌、悪玉菌の割合はそんなに多くなく、日和見菌であるファーミキューテスという菌が約60％で、同じタイプのバクテロイデスという菌が約20％。

そのほか、プロテオバクテリア、アクチノバクテリアなどの菌がいて、さらに善玉菌の代表格であるビフィズス菌（乳酸菌の一種）、悪玉菌のウェルシュ菌などが、せめぎあって棲息しているのです。

健康面でとくに有用な善玉菌は、体のエネルギー源となる乳酸を作り出すほか、

郵 便 は が き

切手を
お貼りください

105-0003

(受取人)
東京都港区西新橋2-23-1
3東洋海事ビル
(株)アスコム

薬を使わず自分のうつを治した精神科医の
うつが消える食事

読者　係

本書をお買いあげ頂き、誠にありがとうございました。お手数ですが、今後の出版の参考のため各項目にご記入のうえ、弊社までご返送ください。

お名前	男・女	才
ご住所　〒		
Tel	E-mail	
この本の満足度は何%ですか?		%

今後、著者や新刊に関する情報、新企画へのアンケート、セミナーのご案内などを郵送またはeメールにて送付させていただいてもよろしいでしょうか?
□はい　□いいえ

返送いただいた方の中から**抽選で5名**の方に
図書カード5000円分をプレゼントさせていただきます。

当選の発表はプレゼント商品の発送をもって代えさせていただきます。
※ご記入いただいた個人情報はプレゼントの発送以外に利用することはありません。
※本書へのご意見・ご感想およびその要旨に関しては、本書の広告などに文面を掲載させていただく場合がございます。

●本書へのご意見・ご感想をお聞かせください。

ご協力ありがとうございました。

腸の粘膜の新陳代謝を高めてポリープやがんを防いだり、感染症を招く有害菌を駆逐します。

さらに専門的になりますが、乳酸から作られる酪酸《らくさん》、酢酸《さくさん》、プロピオン酸などの短鎖《たんさ》脂肪酸も、大腸の栄養となるなど貴重な効用があります。

ただし、**腸内フローラのバランスは、食生活や加齢によって乱れが生じやすく、またストレスがかかることで悪玉菌が増える**といわれています。

腸内を改善すると、幸せホルモン・セロトニンが増える

こうした腸内フローラの乱れは、アレルギー、動脈硬化、肥満と糖尿病、がんなどの発症に関与するといわれます。

また、最近の研究では、**脳の正常な活動についても腸内細菌が影響を与えるこ**とを示す研究結果が報告されています。具体的には、**自閉症、ストレスに耐える**

力、記憶にかかわる神経細胞の増殖に、腸内フローラがかかわっているということです。

でも、腸がなぜ脳に影響を与えるのでしょうか？　脳は頭、腸はお腹と離れているのに、なぜ腸が脳に影響を与えるのか、考えてみると不思議な感じがします。

さまざまな研究からいえることは、**腸は脳と並ぶ「中枢」である**ということです。

実際、腸には膨大な神経が集まっています。

消化管全体を直接囲んでいる神経細胞の数は、脊髄《せきずい》全体の神経細胞を上回るほど。そのため、最新の研究によれば、**腸の神経が乱れれば、脳の神経系にも影響を及ぼす可能性が高くなる**と考えられているのです。

事実、腸内フローラの乱れは、精神面にかかわる神経伝達物質セロトニンの減少を引き起こします。

セロトニンは「幸せホルモン」とも呼ばれる神経伝達物質で、セロトニンが増えると心が落ち着いてきます。逆をいえば、セロトニンが不足すると、心のバランスが崩れてきます。

セロトニンの不足によって起こりやすくなる気分障害には、

●落ち着きがなくなる
●イライラしやすくなる
●考えがまとまらない（思考停止）
●現実をネガティブにとらえてしまう
●仕事に行けない
●人と会うのが怖くなる
●やる気が出ない

などがあり、**うつの症状と合致します**。

では、「幸せホルモン」のセロトニンは、体内のどこで作られるのでしょうか。

「脳を落ちつかせるのだから、脳内だろう」

「もしくは副腎皮質かな」

正解は違います。**セロトニンの実に9割が腸に存在しています。つまり、腸はセロトニンの製造工場のようなもの**なのです。

少し専門的になりますが、そのメカニズムを説明すると、セロトニンはトリプトファンから5HTP（5‐ヒドロキシトリプトファン）を経てセロトニンという流れで作られます。

私たちの腸管内では、この5HTPが合成されており、腸内フローラが乱れると、5HTPの合成量が低下するため、結果的に脳内セロトニンレベルも低下してしまうのです。

つまり、**お腹に残留物が溜まってくると、脳もイライラして心にも悪影響を与える**ということです。

「やる気」がなくなるのはこれが原因だった

それればかりではありません。**腸内で悪玉菌（クロストリジウム・ディフィシル）が増えると、ドーパミンの元となるアミノ酸のチロシンが代謝されなくなります。**

ドーパミンはご存じのように、快楽や意欲などの調節を担う神経伝達物質で、ドーパミンが減少すると、やる気が失われ、楽しみへの欲求、快楽を感じる力がしぼんできます。

さらに、悪玉菌のクロストリジウムが活躍するようになると、その異常代謝物（つまり悪玉菌のウンチですね）が、ドーパミンからノルアドレナリンへの変換を阻害します。

ノルアドレナリンも、私たちの精神、感情と関係する神経伝達物質です。

ノルアドレナリンが体内に分泌されると、交感神経に作用して、心身の覚醒《かくせい》や興奮、集中力や判断力を向上させるといわれています。

いわゆる心身を血気盛んな状態にするのがノルアドレナリンなのです。したがって、**ノルアドレナリンが不足すると、好奇心やそれに伴うワクワク感、興奮、やる気、集中力といったものが減退する**ようになります。こうした状態もまた、うつの症状と合致するものです。

このように、腸の状態は脳に直接的に作用します。そして、腸内環境が悪くなると、脳の神経伝達物質の分泌を悪くし、うつの症状を引き起こすことにつながります。

便秘気味だったり、ウンチがスッキリ出ないとき、私たちはなんとなくやる気が出なかったり、ゆううつな気分になりますが、その要因の一つが腸にあったわけです。

セロトニンにしても、ドーパミンにしても、適切に生産されるためには、腸内フローラの乱れを整えることが不可欠なのです。

なぜ腸内フローラが整うとうつが消えていくのか

腸の状態が脳や精神にどのような影響を与えるのか。そうした「脳腸相関」にまつわる実験が近年、国内外で盛んに行われるようになりました。

ここでは、その実験のいくつかを紹介することにしましょう。

●マウスの腸内フローラを入れ替えたら、マウスの「性格」が変わった

カナダのマクマスター大学で医師をつとめるプレミシル・ベルチック博士が行った実験です。実験では、性格的に臆病なマウスと、好奇心旺盛で活発なマウスを、それぞれ高さ5センチの台に乗せ、台から降りるまでの時間を計測。その時間から「警戒心の度合い」を調べました。

まず、活発なマウスは17秒で台から降りましたが、臆病なマウスは5分経っても台から降りませんでした。

次に、活発なマウスの腸内フローラを臆病なマウスに移植し、臆病なマウスに

好奇心旺盛で活発なマウスの腸内フローラを移植しました。

そして3週間後に改めて実験を行ったところ、臆病なマウスの警戒心が弱まり、台から早く降りるようになったのです。逆に、活発だったマウスの警戒心は強まり、台にいる時間が大幅に伸びました。

この実験は何回繰り返しても同じ結果になったといいます。腸内フローラの状態が、マウスの性格と行動に直接的な影響を与えたことは、大変興味深いところだと思います。

●腸内フローラがストレスに対する適応力に関与する

次に紹介するのは、九州大学医学研究院教授である須藤信行氏率いる研究グループが、過去に行ったマウスの実験です。

研究では、無菌マウスを狭いチューブに閉じ込めたところ、通常のマウスと比べて、より多くのストレスホルモンが生成されました。

また、須藤教授は赤ちゃんの発達過程における腸内細菌の役割にも注目し、無菌マウスに腸内細菌を植え付け、その後の変化の過程を調べました。

すると、腸内フローラが育っていくにしたがい、ストレスに対する反応が正常化していったと報告しています。

こうした実験は、腸と脳の密接な関係「脳腸相関」を証明するものばかりです。人間の性格や思考パターンが腸の状態だけで決まるとは思えませんが、腸と脳が互いに影響しあっていることは、どうやら疑いのない事実のようです。

腸は心と体を守る「前線基地」

腸の乱れは、脳だけでなく全身の健康状態とも関連します。

なぜなら**腸が乱れると免疫力が低下する**からです。

みなさんよくご存じのように、免疫とは、体の防御システムのことです。私たちの体は、病気を防いだり、またはその進行を食い止めるために、さまざまな免疫細胞や免疫物質が働いています。

腸は、この免疫システムにおいて、最も重要な臓器であることがわかってきました。

みなさんは「パイエル板」という器官をご存じでしょうか？

パイエル板とは、小さなリンパ節が集まったもので、回腸（小腸の下部）にあります。近年、このパイエル板の研究が著しく進み、**パイエル板には体全体における免疫細胞の実に60～70％が集まっている**ことが判明しました。腸の中に、免疫細胞が集結する「大駐屯地」があったわけです。

なぜパイエル板に、免疫細胞が集結しているのか、その理由は、**腸はウイルスや感染菌など外部の侵入者を食い止める前線地帯でもある**からです。

胃や腸は「体の内部」と思いがちですが、実は消化管は皮膚と同じように外の世界とつながっています。

口から始まり、肛門まで続く消化管は、一本の長い管と同じです。外部とつながる通路でもあるわけです。

実際、ウイルスや細菌は、口から侵入しようとしますし、そもそも食べ物という「異物」を摂る行為自体が、外界との接触を意味します。だから、体は腸に最強の免疫兵士たちを集める必要があったのかもしれませんね。

健康を損ねることは、うつの引き金となるストレスを生む要因になります。また、落ち込んだり、やる気を失っているときなどに病気にかかると、さらに気分が滅入って、うつ状態を悪化させる一因になります。腸の乱れは、心にも体にも大きな影響をおよぼす現象なのです。

腸が喜ぶ日本古来の発酵食品とは？

では、腸の状態をよくするためには、どうすればよいでしょうか？

腸は自律神経の支配下にあるため、いくら心の中で「よくなれ」と念じても、応じてくれません。結論からいえば、腸を元気にするには、**腸が喜んでくれる食**

事を心がけることです。それによって脳の神経伝達物質の分泌がよくなり、うつの改善につながります。

腸が喜ぶ食事とは、まず、**腸に負担をかけない食事をすること**です。

小食や断食によって、腸内に残留物がなくなれば、悪玉菌のエサが減るため、腸内フローラが改善します。

さらにもう一つの方法は、**腸が喜んでくれる食べ物を摂る**ことです。腸内フローラを改善する食べ物を摂れば、腸はイキイキと元気になります。

腸内フローラをよくする食べ物としては、乳酸菌がよく知られています。乳酸菌といえば、発酵食品がその代表格。

幸い、日本には古来より数多くの発酵食品があります。

日本の発酵食品といえば、みなさんは何を思い浮かべるでしょうか？

納豆、味噌、ぬか漬け、なれ寿司などがあります。**しょう油**も発酵食品で、**酢**

も、**日本酒**も発酵食品です。

ですから、味噌汁を飲んでも乳酸菌は摂れます。魚料理にしょう油をかけても乳酸菌は摂ることができます。ぬか漬けには乳酸菌が豊富で、しかも生野菜を発酵させているので、酵素を補給することにもつながります。

塩分さえ気をつければ、ぬか漬けは乳酸菌摂取におすすめの発酵食品です。ただし、納豆だけは納豆菌の発酵によるものなので乳酸菌は摂れませんが、腸内環境を整える善玉菌としての働きはあります。

発酵食品は腸の善玉菌を増やして腸内フローラを改善する、そのことで脳が活発になり、免疫力も高まる、そんなざっくりした理解でいいと思います。

乳酸菌には動物性のものと植物性のものがあり、ヨーグルトやチーズ、サワークリームなどは動物性のものになります。植物性のものには、ぬか漬けやザワークラウト、ザーサイなどがあり、ワカメときゅうりの酢の物、もずくなどからも乳酸菌が摂取できます。

僕のおすすめは植物性の乳酸菌ですが、ヨーグルトを食べ慣れている人は、無理してやめる必要はありません。大切なのは、腸内環境を整えること。ヨーグルトを食べることで便通がしっかりあるという方は、そのまま食べ続けていただいてかまいません。

自分の中に禁止事項を増やしてしまうのは、心に窮屈さをもたらします。「ねばならない」の思いは、うつには逆効果。あまり神経質にならないことも重要です。その意味も含めて、宮島式の理解は「ざっくり」くらいでちょうどいいと僕は考えています。

保存料や食品添加物についても触れておきたいと思います。

コンビニエンスストアに行くと、さまざまな食品が販売されています。僕も、よくコンビニで野菜サラダなどを買いました。

しかし、コンビニのお惣菜は手軽な反面、その多くには食品添加物が含まれています。食品の腐敗を防ぐには仕方ないのかもしれませんが、**食品添加物の摂取は腸内の悪玉菌を増やしてしまいます**。

そのため、防腐剤や合成甘味料、発色剤である亜硝酸ナトリウムを多く使っている食品や惣菜は、なるべくなら避けたほうがいいと思います。

主に、スナック菓子、缶詰食品、レトルト食品、栄養ドリンク、アイスクリーム、市販のソースやドレッシング、コンビニ弁当などに、防腐剤や食品添加物が多く使われています。

薬の長期服用はうつを悪化させる？

食事でありませんが、腸内環境を整える方法として覚えておいてほしいことがあります。それは、薬の長期服用は避けることです。とくに**抗生物質は、菌を殺**

す薬剤なので、継続的な服用は腸内の善玉菌も殺してしまうことにつながります。

僕が治療に薬を使わなくなった理由の一つが、ここにあります。薬は、その症状の解消を目的に応急的に処方するときは確実な効果を望めますが、人間が本来持っている自然治癒力《ちゆりょく》を邪魔します。

それは、ケミカル（化学）によって合成される薬の宿命でもあります。

なぜなら、ケミカルとは化学式が一つの世界。ということは作用が一方向に限られており、ケミカルの長期服用は、同じような作用を体に与え続けることにほかなりません。

これは、はっきりいえば、体に負担を強いることになります。体に同じような信号を送り続けることになるからです。たとえば、みなさんが音楽をヘッドフォンで聴くとき、同じような音がずっと鳴り響いていたらどうでしょう？　それは雑音、ノイズになると思います。

これと同じことが薬で生じてしまうのです。

しかも**ケミカルの怖いところは、継続していると使用量が増えてしまうこと**です。

薬を長期服用すると、体は薬への耐性を増すため、どうしても使用量を増やさざるを得ません。その結果、体になんらかの副作用が出れば、今度はその副作用をとる薬を処方することになり、薬の服用量はどんどん増えてしまうのです。

医師にとっては、これはとてもらくな治療法です。医学部では症状別にどんな薬が有効か、徹底的に教え込まれるので、症状に対応する薬を出せば、それで事足りてしまいます。

とりわけ精神科の症状は国際的にガイドラインが定められ、うつにはこの薬、統合失調症にはこの薬と、半ば自動的に処方すればよいのです。

僕は患者さんへの問診や診断に自信がなかったので「精神科医なら僕にもできそうだ」その思いが動機となりました。正直、精神科はらくだなと思えたのです。

ところが、**薬では患者さんのうつも、僕のうつも治せませんでした**。

「自然の栄養素」で幸せホルモンをどんどん増やそう！

一方、食べ物は自然の恵みです。化学式が一つしかないケミカルとは根本的に違います。たとえば、一つの植物には化合物が200以上も含まれていることが少なくありません。

そのため、作用も重層的で複合的、多元的といってもいいでしょう。私たちの体は、健康なときであれ、病気のときであれ、常に変化していきますから、自然の食べ物の多様性は、体の変化にも対応してくれるのです。

そしてなにより、自然食品は賢く摂取すれば、腸内フローラの状態を改善に導きます。**自然が自然を育てるように、自然に根ざした食事が、私たちが本来持っている、自然に回復する力を目覚めさせてくれる**のです。

たとえば、僕の例でいうならば、玄米菜食の食生活に改めることで体がやせて、エネルギーが全身に満ちてくることを実感しました。それにともない体調がどんどんよくなりました。

脳内のセロトニンが不足しているなら、抗うつ剤を出せばよい。これでは、体の自然な生理を軽視しているように僕には感じられます。

この章で述べたように、セロトニンの約9割は腸内に存在します。腸はセロトニンの生産工場だからです。だったら、**セロトニンが増える体の仕組みを支援してあげればいい、そう考えたほうが自然だし、なにより安全**だと思いませんか。

セロトニンを増やすには、腸内フローラを改善する、これが王道です。「脳腸相関」がよくなれば、感情に多幸感をもたらす神経伝達物質も増えていきます。それが食事で叶うのならば、やってみない手はないと思います。

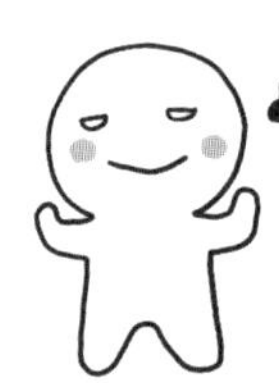

4章

脳を元気にしてうつから抜ける

あなたのうつは、「脳の栄養不足」のせいかも？

心と体の活動が低下してしまうのは、脳の栄養不足が原因ともいわれるようになってきました。脳が活動するには、体がそうであるようにエネルギーが必要です。脳の場合、エネルギーはブドウ糖といわれています。

そのブドウ糖が脳に安定供給されるには、食べ物に含まれるブドウ糖を吸収するシステムが正常に稼働《かどう》する必要があります。システムに異常が起きると、当然、脳のエネルギーが枯渇し、動きが悪くなります。

そのシステム異常とされる病気の一つが、「低血糖症」です。もしかすると、あなたのうつは、低血糖症によって引き起こされているかもしれないということです。

「低血糖症」とは、血糖値が大きく変動する状態をいいます。

血糖値が急激に上昇すると、それは体から見れば異常事態。そのため、脳は血糖を下げるホルモン（インシュリン）を大量に分泌させますが、その結果、急激な低血糖が起こります。

血糖値が急激に下がるのも危険なため、また脳が反応して、今度は血糖値を上げるアドレナリンなどのホルモンを分泌します。

この**アドレナリンなどは、血糖値を上げるほかに、動悸《どうき》やイライラなどをともないやすく、これがさまざまな不快症状に結びついてしまう**のです。

さらにいえば、私たちの体は、食事を摂ってから時間が経ち、血糖値が下がってきても、正常ならばある一定値以下には下がらないように調節されます。しかし低血糖症になると、体の調節機能が乱れ、時間とともに血糖値がどんどん下がるようになります。

こうして、

●脱力感や疲労感

●ぼんやりする
●クラクラする
●気分がすぐれない
●ユウウツになる
●不安感が離れない
といった症状が出てきます。まさに、うつの症状です。

白砂糖、白いごはん、白いパンがうつ症状をまねく

低血糖症は食事によって改善することが可能です。というのは、低血糖症の要因は食生活にあるからです。

急激な血糖値上昇をもたらす食べ物には、砂糖のほか、白米や白いパン、うどん、そうめん、ラーメンなど精白小麦粉で作られた麺類などがあります。

「砂糖ってそんなに悪いんですか」

「白いごはんや白いパンを食べてはいけないの？」

　みなさんは、そう思われるかもしれませんね。確かに、甘いケーキはおいしいですし、僕自身も砂糖をたくさん含んでいる缶コーヒーや清涼飲料水が大好きでした。白いごはんは、いまでも美味しいと思います。

　振り返ってみると、うつで苦しんでいたころの僕は、明らかに低血糖症だったと思います。


「もしかしたら、自分は低血糖症かもしれないな」と思われる方は、一度、こうした精製糖質の食品を意識的に減らしてみてもよいのではないでしょうか。慣れないうちは、「ああ、甘いものが欲しい」と心が落ち着かないかもしれませんが、次第に慣れてくるものです。そして、慣れるにつれて、「こっちの方が体はらくだな」そんな実感をともなってくるものです。

どうしても甘いものを食べたいときは、ビタミンやミネラルが空っぽの**白砂糖の代わりに、微量栄養素が多少含まれている黒砂糖や、オーガニックのメープルシロップ、アガベシロップなどをおすすめします。**

食事を見直す前の僕は、お酒はよく飲むし、白いごはんもパンも好きでしたし、肉料理や脂っぽいものもよく食べました。低血糖症患者のサンプルみたいな食事です。それが玄米菜食の食生活を実践することで、体調が劇的に変化することになります。

体調が変われば、気分も変わってきます。低血糖症から離脱できたことも、脱力感や疲労感が減り、イライラしなくなった理由だと思っています。

玄米は心をリセットさせる「完全栄養食」

白米の代わりには、玄米がおすすめです。

玄米は完全栄養食品と呼ばれるほど、栄養豊か。日本人は古来より、この玄米を食べてきました。

主食とは、通常「日常の食生活で主となる食べ物、副菜の対義語」と理解されていますが、極論すれば「それだけ食べていれば生きられる、生きていける」ありがたい食べ物であるということです。

実際、玄米には驚くほど多彩な栄養素が含まれています。米は胚芽や糠の部分に栄養素が豊富で、その大事な部分を取り除いたのが白米です。栄養素を白米と比較すれば、その違いは明らかで、**玄米にはタンパク質、糖質、脂質、各種ビタミン、ミネラルなど体に必要な必須栄養素がバランスよく含まれています。**

しかもその含有量は、白米より断然豊富。白米にはないビタミンE（抗酸化力が高くアンチエイジング効果も知られています）まで含まれています。

玄米は低血糖症から離脱するための食べ物ですが、玄米にはうつとの関連で注目に値するビタミンが含まれています。それが「ナイアシン」です。ナイアシンには「幸せホルモン」のセロトニンの体内分泌を高める働きがあります。

つまり、セロトニンの体内分泌を増やすのが玄米なのです。

ここは一つ玄米を信用していただいて、主食を玄米に切り替えてみるのもいいのではないでしょうか。もちろん、「玄米がどうしても嫌い」という方は無理に玄米を食べる必要はありません。

玄米を食べ慣れていない方は、最初は三分づき、五分づきから始めてみるとよいでしょう。そして、慣れてきたら、思い切って玄米に切り替えてみる。たまには、土鍋で炊いてみるのも楽しいものです。玄米は遠赤外線でジワジワ温める土鍋で炊いたほうがおいしいからです。

玄米を食べると、「心のリセット」につながるという方は少なくありません。

僕も玄米は大好きなので、その感覚はわかります。神経が安らぎますし、栄養バランスがいいので、安心感が得られます。おかずで悩む必要もありません。

ただし、いくら玄米が体によいといっても食べ過ぎないようにしましょう。**玄米はむしろ「副菜」の感覚で。主役は生野菜、そして果実です。**

ビタミンCで心と体のストレス耐性を高める

ストレスに強い脳になる栄養素としておすすめなのが、ビタミンC。ビタミンCといえば、すぐに野菜と果物を連想されると思うのですが、実際、**ビタミンCを含む食品は、野菜と果実だけ**です。

ビタミンCがうつに効果があるのは、主に2つの効能によるものです。

①副腎皮質の働きを促進する

副腎は、ストレスに対抗する臓器です。副腎はストレスに対して、副腎皮質ホルモンを分泌して、体がストレスに対抗できる状態を作ります。この副腎皮質ホルモンの生成に役立つのがビタミンC。

ビタミンCが欠乏すると、副腎皮質ホルモンを十分に作ることができなくなるため、ストレスへの耐性が弱くなってしまいます。逆に、**日ごろからビタミンCをたっぷり含む野菜や果実を摂っていると、ストレスへの抵抗力が増します。**

②血流の悪化を防ぐ

貧血などによって脳への血流が低下すると、うつの症状である全身性の疲労感、倦怠感《けんたいかん》、集中力の低下、無気力などを引き起こすことになります。**ビタミンCには赤血球の生産を助け、鉄分の吸収を強化することで、貧血などを予防する効果があります。**

どうですか、みなさん、ビタミンCは足りてますか？
ストレスで体がだるい、重いという方は、ぜひビタミンCを豊富に含む野菜や果実を積極的に食べるようにしてください。

厚生労働省が推奨するビタミンCの必要摂取量は1日100ミリグラムです。ですが、僕はもっともっと食べてもいいと思います。理由はビタミンCが十分に体内で保管できるくらい量を増やしたほうがいいのと、ビタミンCは不必要なものは尿中で排泄されるため、大量に摂取しても安全だからです。ですから、野菜や果実をどんどん食べていただきたいと思います。

ビタミンCを豊富に含む野菜は、赤ピーマン、パセリ、芽キャベツなどが含有量の上位ですが、ブロッコリーやカリフラワー、にがうりなどは1本あたりの重量が多いので、一度にたくさんのビタミンCを摂取することができます。

果実でおすすめなのは、キウイです。キウイには果肉が緑色と黄色の2種類があります。味は緑肉種は酸味が強く、黄肉種は甘みが強いです。

では、どちらにビタミンCが多いかというと、黄肉種。黄肉種のキウイフルーツは、1個で成人男女のビタミンCの推奨量を満たすことができるほどです。


柿もビタミンCの含有量、一度に摂れる量ともに優れた果実です。秋になると柿が楽しみという方も多いと思います。

日本では加工食品として干し柿も有名ですが、干し柿になるとビタミンCの含有量が落ちます。ビタミンCをしっかり補給したいときは、柿はそのまま食べるほうがいいでしょう。

パパイア、グレープフルーツは1個でも十分なビタミンCが摂取できます。イチゴも数個食べればすぐにビタミンCを必要量摂取できます。あけびもビタミンCの含有量が多く量を摂りやすい食品です。


レモンやかぼすはどうでしょうか?

ビタミンCといえば、レモンというのがかつての定番でした。

しかし、レモンやかぼす、ゆず、ライムなどは主に果汁として使われることが多く、一度に使う量もあまり多くはないので、ビタミンC補給の面では思ったほど効果的ではありません。

ゆずの果皮は1個分で見ればビタミンCが豊富に含まれますが、主に調味料や薬味、香辛料として使われるため、一度に利用する量は少なくなります。そのため摂れるビタミンCの量も限られます。

心の不安、イライラ解消の特効薬・カルシウムは野菜で摂る

「体内のカルシウムが不足するとイライラする」

そんな話をどこかで聞いたことがあるかもしれません。

私たちの体内で、カルシウムは血液中に一定濃度で含まれています。**カルシウムの濃度が減少すると神経がうまく働かなくなるため、神経や感情のコントロールが乱れやすくなります。**

カルシウムというと乳製品を思い浮かべますが、野菜からでも十分に摂取することができます。カルシウムが気になる方は、カルシウム含有量の多い野菜で補うようにすればいいのではないかと僕は考えます。

野菜には、カルシウムのほかにもビタミン、ミネラルなど、細胞が喜ぶ栄養素が豊富ですので、「一石二鳥」の効果も期待できます。

カルシウムの豊富な野菜は、緑の濃い野菜です。

たとえば、小松菜、ケール、チンゲン菜、からし菜、ダイコンの葉やかぶの葉にもカルシウムが豊富に含まれています。緑の野菜はカルシウムの宝庫です。

そのほか、ゴマ、海藻類、豆類からもたっぷりカルシウムが補給できます。

「老人性うつ」の予防・改善に効果のある大豆

60代、70代になってから発症するうつは、認知症と間違われることがよくあります。記憶力が低下したり、判断力が衰えたり、興味や喜びを感じなくなったりする症状が似ているからです。

もし、その症状がうつによるものだとしたら、食事によって改善することもあります。そんなときに摂りたいのが大豆食品。**大豆に含まれるレシチンには記憶力を回復させる効能があります**。

レシチンとは、卵黄、大豆、小魚、レバー、ウナギなどに多く含まれる成分で、卵黄に含まれるレシチンが卵黄レシチン、大豆に含まれるレシチンが大豆レシチン。由来は違っても、どちらもレシチンは同じです。

このレシチンで記憶力が向上したという研究報告があります。

実験を行ったのは、フロリダ大学のフローレンス・サフォード教授です。

サフォード教授は、50～80代の61人を2つのグループに分けて、一方に一日3・5ミリグラムのレシチン、もう一方に偽薬のプラセボを同じように飲ませて、5週間後に記憶力テストを実施。すると、レシチンを飲んでいたグループは、プラセボのグループより覚え違いの頻度が低く、成績が改善したと報告しています。

サフォード博士はさらに117人を実験対象にして、35～50歳、50～65歳、65～80歳の3つのグループをさらにそれぞれ2つのグループに分けて、一方に同じようにレシチンを、一方にプラセボを飲むよう指示。

その3週間後に記憶力テストをやったところ、レシチンを飲んだグループは、プラセボのグループより覚え違いの頻度が半分になったということです。

日本人は、古来よりこのレシチンを食生活で摂取してきました。レシチンを含む豆腐や味噌、納豆などはおなじみの食品です。

ですから、**レシチンの摂取を心がけたいときは、大豆食品から摂る**ようにするといいでしょう。レシチンは卵黄からも摂れますが、卵黄には悪玉コレステロールに変わる動物性脂肪が多く、胃腸への負担もかかります。

物忘れの予防には牡蠣、レバー、イワシ

老人性うつが気になる方にもう一つおすすめなのが亜鉛です。

脳の中で記憶にかかわる重要な役割をしている部位が海馬です。この海馬をしっかり働かせるには、脳内の神経伝達物質が鍵となりますが、亜鉛は神経伝達物質の分泌を促すことがわかってきました。


また、**亜鉛は保存されている記憶を引き出すときにも必要**といわれており、亜鉛が不足してしまうことで記憶への悪影響が出る可能性があります。

実際、**認知症の患者さんの体の状態を調べてみると、多くの人に亜鉛が不足し**

ていることが確認されています。

厚生労働省の『日本人の食事摂取基準2015年版』によると、亜鉛の摂取目安（推奨量）は成人男性で1日10ミリグラム、成人女性では1日8ミリグラムとされています。

亜鉛を最も豊富に含む食品は牡蠣で、レバー、イワシ、海藻、大豆にも亜鉛は多く含まれます。効率よく亜鉛を吸収するには、ビタミンCやクエン酸と一緒に食べるようにするのがよいとされています。

ビタミンCやクエン酸を豊富に含む食べ物はレモンです。となると、「生牡蠣にレモンをかけて」

定番の組み合わせが、実は効率よい亜鉛摂取法だったということがわかります。牡蠣を生で食べれば、牡蠣から食品酵素を摂ることもできます。

脳の疲れをとって、心を元気にしてくれる青魚

脳を元気にする食べ物として期待できるのが、青魚。

なぜかというと、**イワシ、アジ、サバ、サンマなどの青魚にはDHA、EPAという不飽和脂肪酸と呼ばれる脂が豊富に含まれ、脳内の血流改善にいい**からです。脳の血流がよくなると、うつによって動きが鈍くなっている心と体をほぐしてくれる効果があります。

もう少し専門的に説明すると、これらの不飽和脂肪酸はオメガ3系の脂で、血液をサラサラにしてくれる働きがあります。同じ動物性脂肪でも、豚や牛の脂は飽和脂肪酸で血液をドロドロにするだけでなく、血管に溜まって動脈硬化の一因となります。

ところが、青魚の脂は血液をサラサラに変えます。しかも、青魚の不飽和脂肪酸は、血管に付着したコレステロールを掃除して、血管をやわらかくする「血管

の若返り」効果が証明されています。

同じ動物性脂肪でも、真逆の働きがあるわけです。

そのため、**青魚を食べると、脳内の血液がサラサラとなって、毛細血管も柔軟性を増すため脳内の血流全体がよくなります**。

さらに、青魚に含まれるＤＨＡは脳細胞の元になるともいわれています。

なぜかというと、脳は水分以外の半分の成分は脂質でできており、そのうち４～５％がＤＨＡでできているからです。

つまり**ＤＨＡを摂ることは脳細胞を作ることにつながる**わけです。

青魚は、私たち日本人にはおなじみの海の幸です。玄米にもよく合います。

「今日はお昼に魚が食べたいな」というときは、青魚を食べるようにすると、脳内の血流改善効果から、脳が元気に活動するようになります。

野菜中心の食事に「少し飽きたかな」というときは、イワシやアジの刺身定食、

サバやサンマの焼き魚定食を注文するとよいでしょう。

「宮島式食事の基本」は静かにゆっくり

さて、4章の最後にみなさんにおすすめするのは、心を落ち着かせる食べ方。「食事はみんなでワイワイ食べるのがおいしい」という方は多いでしょう。私も宴会は大好きで、宴会のときは肉もお酒も解禁にします。会話を弾ませながら食事するのは楽しいものです。

しかし、いつも会話をしながらの食事だと気を遣うし、正直疲れるものです。

実は、心を元気にするのに最も効果的な食べ方は、「黙って、ゆっくり食事をする」ことです。

具体的には、こんな感じです。

食事をするとき、**口に運ぶ一品一品をゆっくり味わって食べます。もちろん、食事の間は無言、沈黙を守ってください**。

そして、一品食べたら、また一品と続け、一度に複数の食品を食べることはしません。**口に入れたら、ゆっくりかんでその食品をかみしめましょう**。このとき、目は開いていてもかまいませんし、感覚に集中するため目を閉じてもかまいません。とにかく、ゆっくり、ゆっくり味をかみしめます。

これは、意識を「いま、ここ」に集中する立派な瞑想になります。

近年、瞑想法は医学的にもさまざまに研究されるようになりました。アメリカのマサチューセッツ大学医学大学院教授であるジョン・カバット・ジン博士は、マインドフルネス瞑想が心身症やがんの痛み、慢性疼痛《とうつう》の低減に効果があったことを報告しています。

また、ウィスコンシン大学では、瞑想の科学的検証も行っていて、瞑想は免疫を強化し、うつ症状の改善に役立つことが実験データから証明されました。

食事をするときは、黙って、ゆっくり、とてもゆっくり食事をするだけのマインドフルネス食事法。ぜひみなさんも一度試してみてはいかがでしょう。

「いま、ここ」に集中する意識が、せわしない思考からあなたを解き放ち、安心感と幸せ感が心に満ちてくると思います。

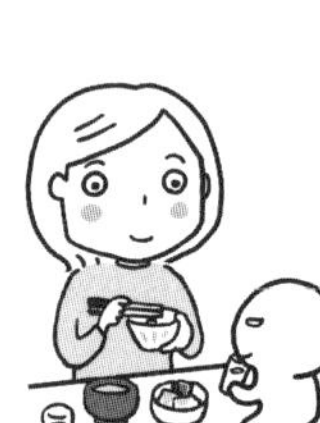

5章

「宮島式食事法で、うつ、体の不調が治った!」体験者、実践者の声

毒出しに成功すると、うつ症状が消えていく

僕は病気を一種の「デトックス」としてとらえています。

病気は、その人にとって何か毒として溜まっているものを排出（アウトプット）している状態として考えています。

「病気はデトックスですと言われても、なんだかよくわからない」と怪訝《けげん》に感じる方もいらっしゃるでしょう。納得がいかないという方もいると思います。

病気とは体の変調のあらわれであり、だから、その症状を治さなくてはならない、これが一般的な認識だからです。多くの医師もそう考えています。

それでは、花粉症の症状である鼻水はどうして出るのでしょうか？

鼻水を変調と問題視すれば、それは治療の対象となるかもしれませんが、鼻水にだって、意味や役割があります。体は無意味に鼻水を出しているわけではありません。

体が鼻水を出すのは、体の不調を癒やすためです。健康な状態に戻ろうとして鼻水が出ています。体にとって「要らないもの」、つまり「毒」を出そうとして鼻水やくしゃみが分泌されるのです。

ですから、鼻水は体の毒出しの最初のあらわれであり、回復へのきっかけとなるものです。

「では、鼻水は出っぱなしでいいの？」

そうです、無理に抑える必要はありません。なぜなら、体の毒を出し切れば、鼻水は自然と治まるからです。

花粉症の場合、原因物質としてスギやブタクサの花粉などがよく「やり玉」に挙げられますが、むしろアレルギーをもたらしているのは道路の粉塵《ふんじん》や排ガスなどの汚染物質ということもあります。

また、食生活を通じても、私たちは体に食品添加物や保存料、残留農薬など有害物質を否応なく溜め込んでいきます。

こうした自然界にないものが体の「毒」の原因となります。
花粉症の鼻水は、実は花粉ではなく、現代の食生活や環境によってもたらされる人工的な「毒」を出そうとして、体が頑張っているサインと見なすこともできるのです。

うつにおいてもそれは同じ。

心に溜まっている毒が、ある症状を通して出ている、もしくは出ようとしている、それがうつの真の姿、本質であると僕はとらえています。

食事を見直すことが体と心の毒出しに

僕はそうとらえることで治療にあたってきました。ですから、薬は処方しません。**薬の多くは、石油由来の化学物質であり、体の毒となる**からです。毒が増えれば、今度はその分、毒を出そうと体はもがきます。

このとき役に立つのが、食生活を変えることです。食事の主役を生の野菜、果実に切り替え、たっぷり水を補給することで、体は毒出し力を高めます。小食やプチ断食によっても、体は毒出し力、排出力を高めることは、これまで述べてきた通りです。

こうして、体の中の毒を減らしていけば、気になる症状が自然とやわらぎ、ある時期を境にピタッと止まるようになります。

毒出しによる体の治癒は、徐々に回復に向かうため時間はゆったりとしたペースになります。ところが、**うつの場合、気づきを得ることで「心の毒」が抜けると、一気に快方へと向かう**ケースが多いのです。

ここで言う気づきとは、自分にとって何が「心の毒」となっていたかを知ることです。そのことに気づくと、精神や体の不調が、その瞬間から軽くなっていきます。

これまでの章では、食事を通して主に「体の毒」を出す方法について述べてきました。この章では、少し視点を変えて「心の毒出し」に触れていきたいと思います。

もちろん、体と心は相互に影響しあう密接な関係であるため、体の毒出しが心の毒出しのきっかけとなり、また、その逆のパターンも少なくありません。

大切なことは、「毒を出す」きっかけを得ることです。

その意味で、**食事の見直しは体の毒出しのきっかけにもなります**。

では、心の毒出しはどうすればできるのでしょうか。ここでは、何人かのケーススタディを通して、そのことについて触れていきます。

ケース①
上司の叱責から、ある日、体が動かなくなった

（26歳　女性）

20代女性の例です。彼女は、高学歴のいわゆるエリート。小さいころから、両親に厳しく指導されて育ちました。

うつは、ほとんどの場合、人間関係が原因となります。その女性は、両親に厳しく指導されてクシュンと気落ちするか、頑張って、頑張って、それで体が動かなくなる、そんな子ども時代だったそうです。

よい会社に就職したものの、今度は上司との関係で彼女は我慢を重ねます。上司のパワハラ（パワーハラスメント）は日常茶飯事で、失敗すると厳しくとがめられていたからです。

そしてあるとき、人格まで攻撃するような上司の激しい叱責《しっせき》から、彼女の体は動かなくなりました。うつに襲われてしまったのです。

体は正直です。いくら気持ちでは「頑張ろう」と気張っても、体はいうことを聞いてくれません。彼女の傷ついた心が体をストップさせてしまったのです。そして、僕のところにいらっしゃいました。。

うつは、大きく分けると2つのタイプがあります。1つは、「まじめうつ」と呼ばれるもので、彼女はその典型でした。

もう1つが最近増えつつある「新型うつ」で、これについては後で触れます。

「まじめうつ」に陥る方たちは、いわゆる「体育会系のり」の人が多いように思います。何かつらいことがあっても、逃げることができません。つらさを背負って、ひたすら頑張ろうともがきます。

言葉は悪いかもしれませんが、「ロボット」のように頑張ります。自分にむちを打ち続けて働きます。

しかし、いつか限界がきます。体から先にやられてしまうのです。だから本人としたら「どうして?」と戸惑うことになります。

「どうして体は動かないの？　私は頑張ろうとしているのに」

それでも体は正直ですから、自分の望んでない働き方のときは、動けないようにしてくれるのです。安全装置のついた機械のようなものかもしれません。

僕はこういうとき、「もっと生き方をらくにしてみませんか？」と提案することにしています。そして、「少し食事の量を減らしてみませんか？」というアドバイスも付け加えます。

彼女の場合もそうでしたが、まじめうつの場合は、「らくにしてみよう」と考えを切り替えるところから、立ち直りの道が始まります。**心と体に溜まっていた毒が徐々に減っていけば、自然と体は動くようになり、また動かしたくなってきます。**

次に紹介する男性も、「まじめうつ」で苦しんでいた方です。彼も「自分がらくになる生き方」を選択することで「心の毒」が落ち、うつから抜けられました。

ケース②
まじめタイプは怒りが自分に向いてしまう（45歳 男性）

40代男性の方です。僕が以前勤めていたクリニックに来院されたときは、重症のうつに悩まされ、薬は5〜6種、毎日30粒くらい飲んでいました。

今でもよく覚えているのですが、はじめて来院されたときは、とても眠そうな感じでした。

その方は元々ミュージシャンだったのですが、介護関係の仕事に転職。介護の現場に、音楽を活かしたいと望んでいました。

しかし、現実はままなりません。音楽を活かす希望は受け入れられず、ただただ仕事に追われる毎日。

次第に自分の中に怒りが湧いてきました。

「どうして、音楽を活かさせてくれないのか、その約束じゃないか」

しかし、**まじめで実直、おとなしい性格のため、怒りを外に出すことができません。そうして怒りは自分に向かい始めます**。

やがて自傷するようになり、うつが彼を襲うようになりました。

その男性に対しても、僕は「もっと生き方をらくにしませんか？」と提案しました。

その上で、「**自分の感情を大切にする**」こと、また「**それまでの考え方にとらわれず、考え方を変えてみる**」ことを提案し、彼はどうしたいのか、何を望んでいるのか、何度も繰り返し話し合いました。

すると、彼の口からこんな言葉が漏れてきました。

「仕事を辞めたいけど、妻には言えない」

彼はその思いをひとりで抱え、我慢を重ねていたのです。

だったら、仕事の負担をもっと軽くしていくことができるのでは？　彼もそのことに気づき、職場とのかかわりを正社員から契約社員へと切り替え、気持ちが徐々にらくになっていきました。

そして、毎日30錠くらい飲んでいた薬に対しても、**「気持ちがらくになったら、1粒ずつ減らしていきませんか。その分、水を多く飲むように心がけてください」**と提案してみました。

うつは、症状が出たら、気持ちをらくにするチャンスです。

「症状が出ているのに気持ちがらくになれるわけがない」と思われるかもしれませんが、むしろ逆です。**気が沈んだり、何もやる気が起きなかったり、眠りが浅くなるなどの症状は、「心の毒」が外にあらわれ始めている証し**なのです。

ですから、そういうときこそ見方を変えてみると、気持ちが少しらくになっていきます。うつの症状を敵視せず、むしろ、症状に「出てくれてありがとう」と思うと、気持ちはさらにらくになっていきます。

そして、気持ちがらくになってきたときが、薬を減らすチャンスにもなります。

この男性は、こうして気持ちがらくになるにつれて、薬から離脱することができました。介護の仕事を辞め、現在は「わらべごころ」をテーマにNPO法人を立ち上げ、小さい子どもたちの保育施設に音楽を楽しむスタジオを併設する運動を展開しています。

ケース③
周囲から非難されやすい「新型うつ」（25歳　男性）

みなさんは「新型うつ」という言葉を聞いたことがありますか？

「新型うつ」とは、仕事がある日は、うつ症状やひどい倦怠感に悩まされる一方で、楽しいことなどでは元気になるのが一般的な症状といわれています。

「まじめうつ」は「体育会のり」の人に多いと話しましたが、**「新型うつ」は、**

今風の言葉で言えば「チャラい系」「サークル系のり」の人に多く、若い世代に多いのが特徴です。

僕は「新型うつ」に対しては、「素直なうつ」「正直なうつ」という認識を持っています。なぜなら、うつは「つらい時間」にあらわれ、楽しい時間には消えるからです。

そのため、周囲からは「あいつは仮病なんじゃないのか」と疑われます。その分、「新型うつ」は人から責められやすく、サボっているように見られてしまいます。

僕は病気には仮病も実病もないと思っています。本人が症状に「つらさ」を覚えているのであれば、新型うつであれ、まじめうつであれ、それは苦しいことであり、違いはないのです。

新型うつで苦しむ若い人も「働かないといけない」と思っています。

世の中の一般認識として、「子どもっぽいのはよくない、人間は早く大人になるべきだ」という考えがあるように思います。

そういう観点からすると、就業時間内はうつで、仕事が終わったら飲みに行く、こうした行動は幼稚で「大人としては問題がある」と映るのでしょう。だから、新型うつの人は責められやすいのです。

周囲にそう見られる「つらさ」に新型うつの人たちは耐えています。我慢しています。そして本人も「頑張って働かないと」と焦ります。しかし、そう思えば思うほど、就業中は体が動かなくなってしまうのです。そして、自分を責め始めます。これが「心の毒」となり蓄積していきます。

ですから、僕は「新型うつ」の人に対しても同じように言葉を投げかけます。

「本当はどうしたいの？」
「会社は続けたい？　辞めたい？」

先に介護の仕事を辞めてうつから抜けた男性の例を紹介しました。

転職、離職には大きな決断が必要とされるのは、十分承知の上で言うのですが、いまの仕事を辞めて、「自分のやりたいことを追求していく」。それもうつから抜ける道となります。

その選択はつらいものでしょうか？　お金の縛り、常識の縛り、世間の目、いろいろな考えがよぎるかもしれませんが、それまでの考え方が、自分を苦しめているとしたらどうでしょう。

「もっと生き方をらくにしてみる」

そのように考え方を切り替えてみると、曇りの合間に光が差してきます。すると、心に新たなアンテナが立ってきます。

そのアンテナは、次の行動に向かう新たな感度となります。

自分が本当にしてみたいこと、してみたかったこと、好奇心、興味。**心にアンテナが立つと、それまで自分を苦しめていた「常識の鎖」が溶けて、「自由な世界」が見えてきます。**

そのとき「心の毒」は抜けていくことになるでしょう。

ケース④
不安が消えない、パニック障害
（38歳　女性）

パニック障害についても触れてみたいと思います。

パニック障害とは、突然胸がドキドキして、胸が締め付けられ、息ができなくなり、このまま自分は死んでしまうのではないか、気が変になるのではないか、このようなパニック状態に陥るのが「パニック障害」です。

パニック障害が認識され始めたのは最近のことですが、日本では現在100人に1人はかかったことがあるともいわれており、決して珍しい病気ではありません。

僕のクリニックに来院されたある女性は30代で、長くパニック障害に悩んでいました。彼女の話を聞くと、自分はいつパニックに襲われるかわからない、また倒れたらどうしよう、倒れたら逃げ場がない、「だからいつも不安なんです」と心に怯《おび》えを抱えていました。

そのため、彼女はいつも母親と一緒に来院していました。お母さんもいつも娘のことが気がかりで、心配でなりません。

僕はその女性とお母さんに対して、こう提案してみました。

「倒れたときは倒れたときでそのとき考えませんか？　今は、それより、主食を玄米に変えてみてはどうですか？」

僕の提案を聞いて「なんと無責任な発言」と憤慨《ふんがい》される方がいるかもしれません。「娘さん、お母さんがかわいそうじゃないか」「医者なら救ってやれ」と。

実は、**パニック障害の場合、こうした「治さなきゃ」「迷惑かけちゃいけない」という強い思いが、不安解消を妨げる**一つの壁となります。また、低血糖症による脳の栄養不足が不安を増強する要因の一つになります。

「自分は倒れたらどうしよう」

要は、その不安を持ち続けるのか、手放すのか、ということです。この不安はその女性だけでなく、母親も常に持ち続けていました。その意味では、互いに離れがたい関係で、依存し合っていたともいえます。

こうした親子の共依存の関係が、「心の毒」になることがあります。

このとき鍵となるのは、**「症状を治さなくてはいけない」という思いを手放すことです。ある意味、開き直り**です。無理に治そう、治そうともがかないこと。

僕は、言うなれば「治そうとしない」お手伝いをするわけです。不安が強くなれば、それは執着にもなり、心を苦しめる「毒」となります。

だから、「お母さんも自分の人生に集中してみませんか」と僕は提案します。

僕はこれを「愛ある放置プレイ」と呼んでいます。

ケース⑤
摂食障害は心の弱い人がかかる病気？
（15歳　女性）

「愛ある放置プレイ」が役立つ病気としては、「摂食障害」もあります。

摂食障害には、主に食欲をコントロールできずに異常なほど大量に食べ物を食べてしまう「過食症」と、逆に食べることを拒否する「拒食症」があります。

厚生労働省は、「摂食障害」を難治性疾患《なんじせいしっかん》としています。つまり、摂食障害は西洋医療ではなかなか治りにくい病気である、というわけです。

治療法としては、精神科や心療内科での投薬治療や、心理カウンセリングが一般的で、摂食障害は「心が弱い人がかかる病気」というイメージが浸透しているように感じます。

子どもの摂食障害の場合に「心の弱い子」というイメージを持ってしまうと、親は子どもから離れられなくなります。子どもが過食に走る、拒食に走る。どちらにしても、「この子の異常行動を私が治さなくては」「子どもを守らねば」という思いが強くなり、子どもの行動を終始監視、口出しするようになってしまいます。

しかし、忘れてならないのは、過食であれ拒食であれ、それはその子どもの選択だということです。確かに、物を食べなくなったり、大量にお菓子を食べ続ける子どもを見れば、心配の念がわくのはわかりますが、それはその子の意思で選択したことです。

拒食症の場合なら、「やせてキレイになる」ための行動であり、過食症の場合は、「好きなことに集中する」行動かもしれません。そして、子どもがそうした行動を選択する背景には、親の干渉から自立したいという思いがあるかもしれないのです。

そのため、「もう食べるのをやめなさい！」とか「もっと食べなさい！」という親の強制的な言葉と態度は、子どもにしてみれば「しつこい干渉」になり、ますます自分を主張するために過食、拒食に走るという結果になりかねません。

したがって、ここでの提案は、子ども（相手）にまかせてみることになります。子どもの行動をコントロールしないことです。こうして、子どもとの関係を互いに自立した関係に変え、「対等な関係を築いてみませんか」と僕は提案するようにしています。

すると、子どものほうも、親からの自立を果たし、異常と思えた摂食行動が自然と治まる場合があります。**摂食障害においても、「愛ある放置プレイ」は、なかなか有効な手**だと僕は感じています。

ケース⑥
頑張りすぎるタイプにあらわれた潰瘍性大腸炎（48歳 男性）

40代男性の例です。その方は、僕が以前院長として勤めていたクリニックに潰《かい》瘍性大腸炎《ようせいだいちょうえん》の治療のため来院されました。

「精神科のお医者さんが、なんで内科の治療を?」と思われるかもしれませんが、以前勤めていたクリニックは、免疫療法を主軸とした代替療法で治療を行っていましたので、僕もさまざまな患者さんを診ることになったのです。その意味で、とても勉強になりました。

潰瘍性大腸炎は、「免疫の暴走」と呼ばれる自己免疫疾患の一つとされています。症状としては、大腸の粘膜に連続的に炎症が起き、粘膜がただれたり、潰瘍が発生します。

潰瘍性大腸炎は厚生労働省により難病に指定されていて、原因は不明とされていますが、いわゆる難病の中では最も発病率が高いことでも知られています。

では、この男性は、どんな男性だったかというと、とてもまじめで、仕事が休めないタイプ。体を酷使するまで働くため、心身に多大なストレスがかかっていました。その男性は、心身に相当なストレスがかかっているにもかかわらず、それでも「体を治して働く」とおっしゃってました。

先ほども出てきた、「まじめうつ」に類する生き方、働き方です。

仮に、働き過ぎで潰瘍性大腸炎に苦しんでいるのは自分ではなく、友人であったなら、おそらく誰もが「甘えてるんじゃない、もっと働け」とは言わないのではないでしょうか。「無理するなよ」とか「自分をいたわってあげようよ」と、思いやりを持った言葉を送りませんか。

では、なぜ友人には、やさしい言葉を送るのに、自分には送らないのでしょうか？

それは、自分が頑張るのは、義務だと思い込んでいるからです。**妻のため、家族のため、会社のため、理由はいろいろでしょうが、自分を犠牲にすることで義務をはたそうとします。**

しかし、**義務感というのは、裏を返せば我慢をするということ**です。そして当然、我慢を重ねれば、ストレスがかかります。そのストレスがやがて「心の毒」となり、体にあらわれます。

潰瘍性大腸炎に苦しんでいた方は、まさにそうでした。

僕はこういうとき、先ほども話したように「もっと生き方をらくにしてみませんか？」と提案することにしています。そして、「もしなんでもできるとしたら、あなたは何がしたいですか？」と問いかけるようにもしています。

自分をありのままに受け止めることから、心の毒出しは始まります。

僕はその男性には、消化の負担を減らすために小食もすすめました。こうして、その男性の潰瘍性大腸炎は徐々に快方へ向かいました。

心と体の毒出しが相乗したのだと思います。

食生活が変わると体が軽くなる、心がらくになる

心身の毒出しをしてくれるのが、食事です。

食事は体のデトックスであると同時に、心のデトックスにもつながります。最後に僕の体験を述べることにしましょう。食事の見直しが、僕の体と心にどんな変化をもたらしたか、みなさんの参考にしていただければ幸いです。

食生活を改めると、日ごとに体が軽くなっていく感じがします。そして、体調のよさ、変化がはっきりとあらわれてきます。たとえば次のようなことです。

●便通がよくなった

僕はそれまで毎朝便通があるタイプではありませんでしたが、毎朝、気持ちのよい便が出るようになりました。同時に、おしっこもよく出るようになったので、体の排出力が明らかに改善していったように思います。

●朝スッキリ起きられる

朝はスッキリと目覚めることができるようになりました。それまでの僕は、朝起きても疲れが抜けず体のだるさを感じていましたが、朝の目覚めが爽快になったのです。そのため、朝は自然と散歩に出たり、体が活動しやすくなりました。

●肌がツヤツヤしてきた

皮膚の状態もどんどんよくなりました。同僚から「やせたけど大丈夫か？」と心配されましたが、一方では「肌がツヤツヤしてる」と驚かれたのです。これは体の毒出しによって、皮膚の新陳代謝がよくなったためでしょう。

●多汗症が治まった

興味深いことに、汗もあまりかかなくなりました。これはアルコールをやめたことと関係していると思います。お酒をよく飲んでいるときは、よく汗もかいていました。体は汗をかくことで毒出しをしようとしていたのだと思います。それがアルコールをやめて、食事を変えたところ、汗をあまりかかなくなったのです。これは体がアルコールの毒を排出する必要がなくなってきたからです。このように体質面でも変化が感じられるようになりました。

激やせを同僚に心配されることもありましたが、僕はまったく平気でした。体の変化にともない、全身にエネルギーが満ちてくることが実感できたからです。この感覚を一言で言えば、**体と心が冴えてくる感じ**です。

空腹でイライラすることもありませんでした。どうしてもお腹が減ったときはバナナなどの果実を食べればいいし、間食としてナッツ類を食べてもいいのです。だから、我慢を続ける苦しさはどこにもありませんでした。むしろ、体も心も、ちょっと空腹なくらいが調子がよい、そのことに気づきました。**小食に慣れ、心身が冴えてくると集中力も増してくるから**です。

食事を通して自分が変わっていく

こうして僕はうつから抜けることができたのです。

うつ病になってから、7年近く経過していました。その間、ずっと抗うつ薬を飲み続けましたが、薬では僕のうつも患者さんのうつも治せませんでした。それが食事を見直すことで、うつから抜け出すことができたのです。

うつから抜け出るきっかけを与えてくれたのは、明らかに食事でした。食事の内容を変えると、体が変化してきます。同時に、それまでの食事が変わることで、食べ物に対する見方、食事に対する考え方も変わってきます。

そして、こうした「見方の変更」「考え方の変更」が、うつから抜ける手助けをしてくれます。それまで自分を苦しめていた考え方から解放されると心がらくになってきます。心に新たな感度（アンテナ）が立ってきます。

そのアンテナは、「幸せな自分」と出会わせる羅針盤《らしんばん》となってくれます。

そのためにも、最初はできる範囲、無理をしない範囲で「宮島式食事法」を実践してみることをおすすめします。

ただし、**この食事法でなければ、うつは治らないとか、この食事法でなければいけない、と受け取らないでください**。

宮島式は、現代栄養学とは、考え方や方法も大きな隔たりがあるところもあります。僕は「常識とされている現代栄養学が正しいとは限らない」という提案も含めて、この食事法を患者さんたちに話しています。もし、この食事法を続けて、体と心にさらなる不調を感じたりした場合は、体調と相談して無理をしないようにしてください。あくまでも無理をしないのが、宮島式です。

また、現在、薬を服用されている方は、いきなり薬を止めるのではなく体調と相談しながら、宮島式に取り組むようにしましょう。心配、不安を手放し、安心、喜びの中で、病気が治るまでの短期決戦ではなく、一生続けられる健康な生活を送りましょう。

ちなみに、現在の僕の食生活はというと、宴会ではお酒も飲みますし、肉も食べます。パートナーが作ってくれる料理に感謝して、おいしくいただいています。

その意味では、宮島式を厳格に守っているわけではないのですが、**ただ一つ「小食を心がける」こと、これは継続するようにしています**。「体の排出力を高める」食事法は、心身の健康を維持する上で有益であることを実感しているからです。

体に毒が溜まれば、心にも毒が溜まっていきます。

体の毒には、腸内に残る便（宿便）や、血管にへばりついた脂肪、食品添加物の体内の残留、また、薬の長期服用によって溜まる毒もあります。

食事の見直しは、こうした毒を排出する速攻的な手段となります。

僕が体験したように、体は正直に応えてくれます。**毒が抜けていくと、体は日一日と変化し、その変化が心にも作用していきます。**

「ねばならない」ではなく、「これならできる」を継続していくと、体は正直に応えてくれます。そして、たとえ小さくても変化を楽しみ、そこに気づいてあげると、体はもっと喜んでくれます。

そのことで自分をいたわる心も芽生えてきます。

このとき、食事は自分を癒やし、自分を好きになる道しるべとなります。

みなさんも食事を見直して、心と体のよい関係を築いてみませんか？

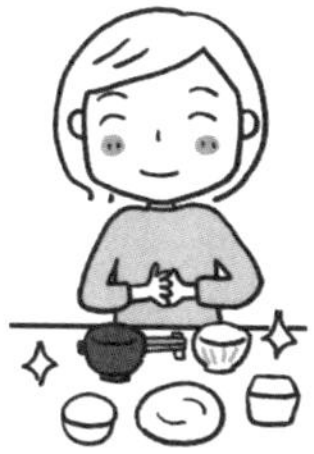

特別付録

心と体を整えるレシピ

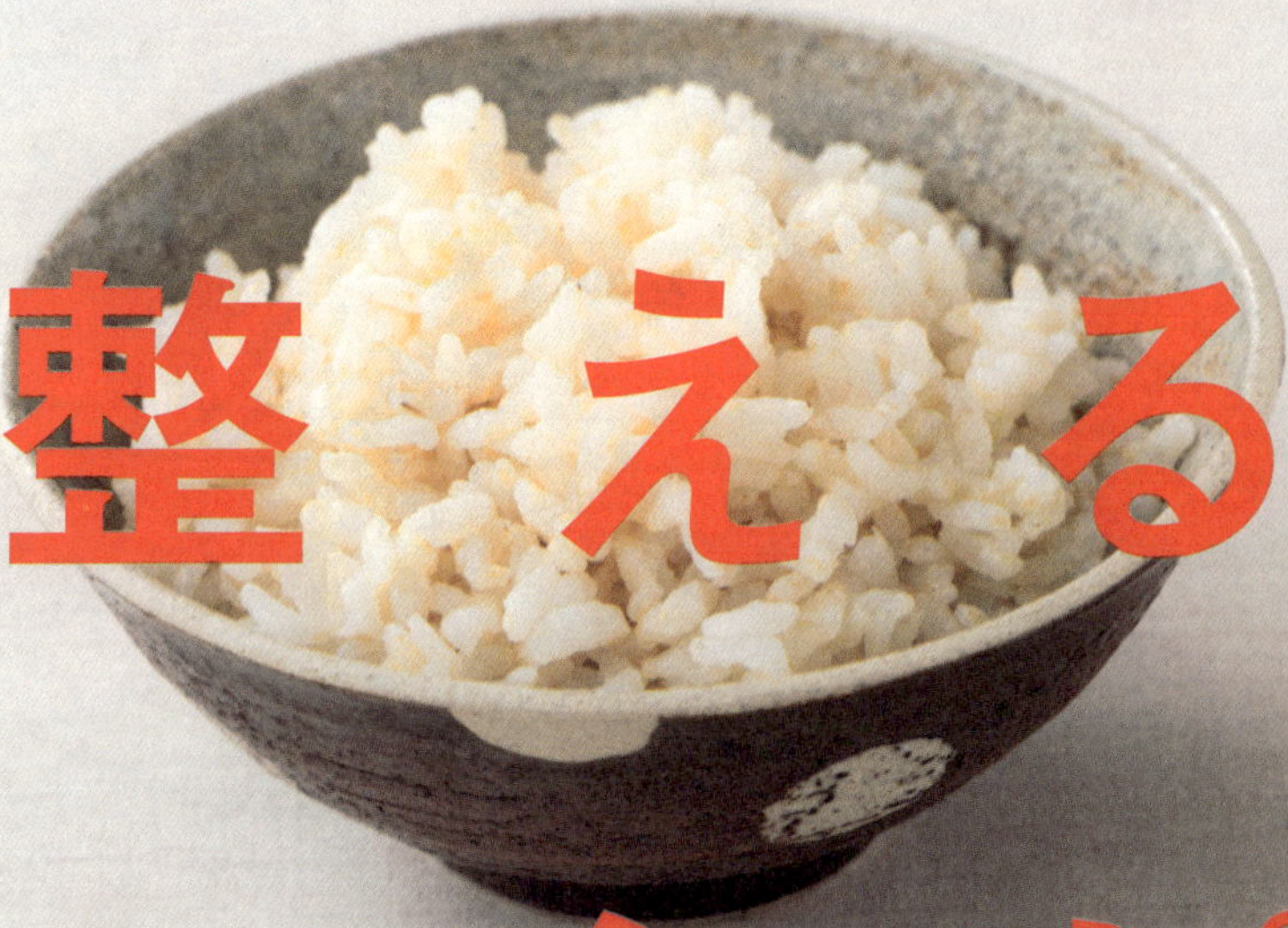

心がけることは、体に負担をかけない食事。それから胃腸にやさしく、脳に栄養を与えること。食事を少し変えるだけで、心と体がらくになっていくことに気づくはずです。

1日を元気に過ごすための
腸内改善モーニングセット

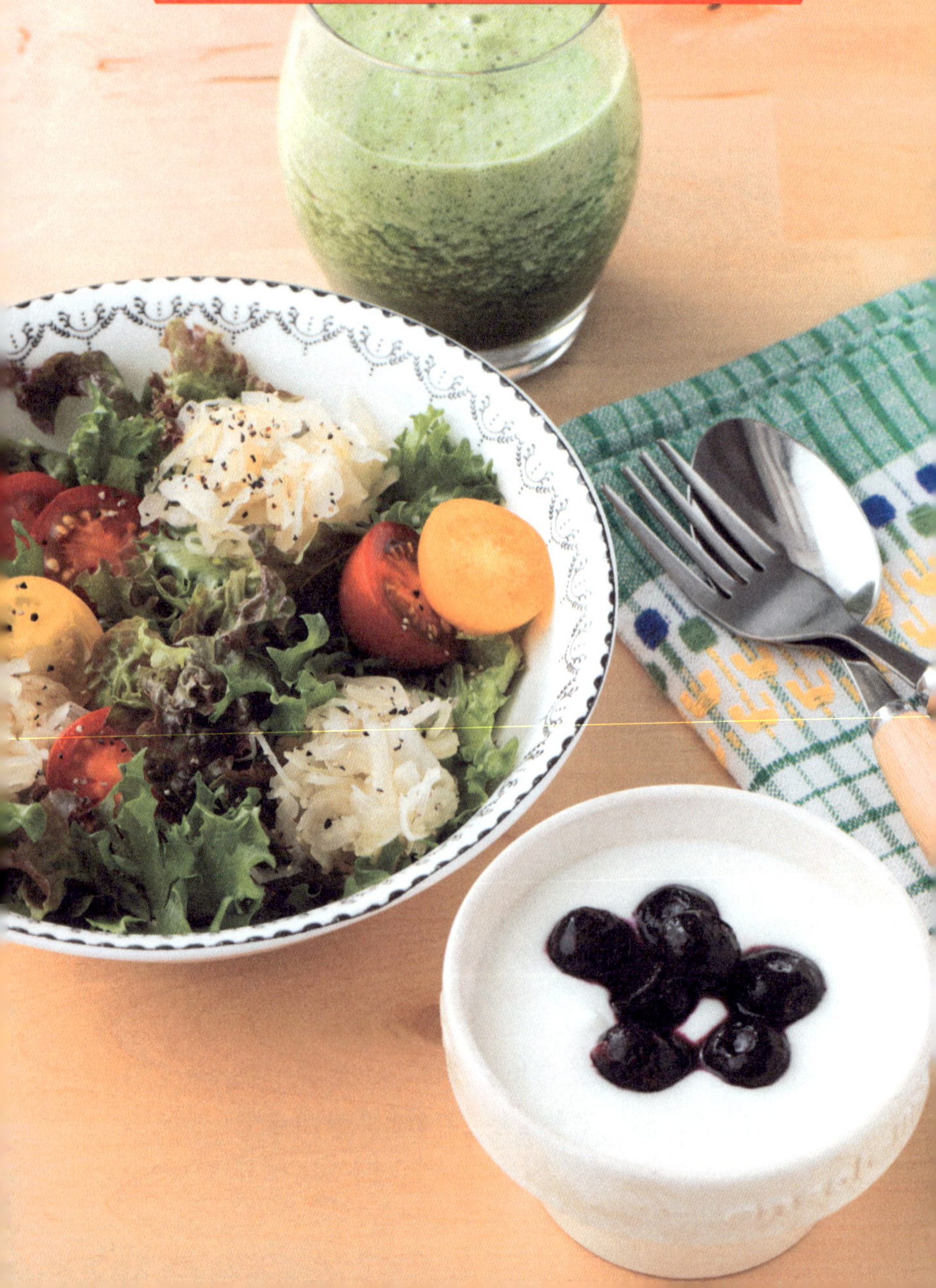

ブルーベリーのヨーグルト

＜材料＞2人分

ヨーグルト ———— 150g
冷凍ブルーベリー — 適宜

＜作り方＞

1 器にヨーグルトを盛り付け、冷凍ベリーをのせる。お好みで、オリゴ糖などをかけてもよい。

POINT

善玉菌を増やす

腸を整える乳酸菌をヨーグルトで摂る。善玉菌が増えると朝から心がリラックス

ミニトマトとグリーン野菜のサラダ

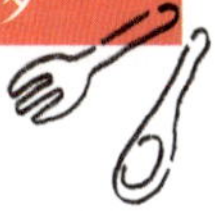

＜材料＞2人分

ミニトマト———— 6個
レタス類 ———— 適宜（約80g）
ザワークラウト —— 適宜（約100g）
オリーブオイル・
塩・こしょう ——— 各適宜

＜作り方＞

1 レタスをちぎって器に盛り付け、食べやすく切ったミニトマトとザワークラウトを盛る。お好みで、オリーブオイルと塩・こしょうを振りながらいただく。

POINT

酵素を補う生野菜

生野菜を食べるだけで酵素を補うことになり、胃腸の消化吸収活動にかかる負担を軽くする

リンゴと小松菜のスムージー

＜材料＞2人分

小松菜 ———3株（100g）
リンゴ ———1/2個
水 —————1 1/2カップ
オリゴ糖など—適宜

＜作り方＞

1 小松菜とリンゴを一口大くらいの大きさに切り、水と共にミキサーに入れて撹拌する。オリゴ糖を入れて、お好みで味を調整する。

POINT 果実と生野菜をたっぷり

午前中は排出の時間。朝食はとくに胃腸に負担をかけないこと

［計量の単位］小さじ1:5mℓ、大さじ1:15mℓ、1カップ:200mℓ。いずれもすりきりで量ります。
［電子レンジの加熱時間］600wの場合の目安です。※機種によって多少異なる場合があります。

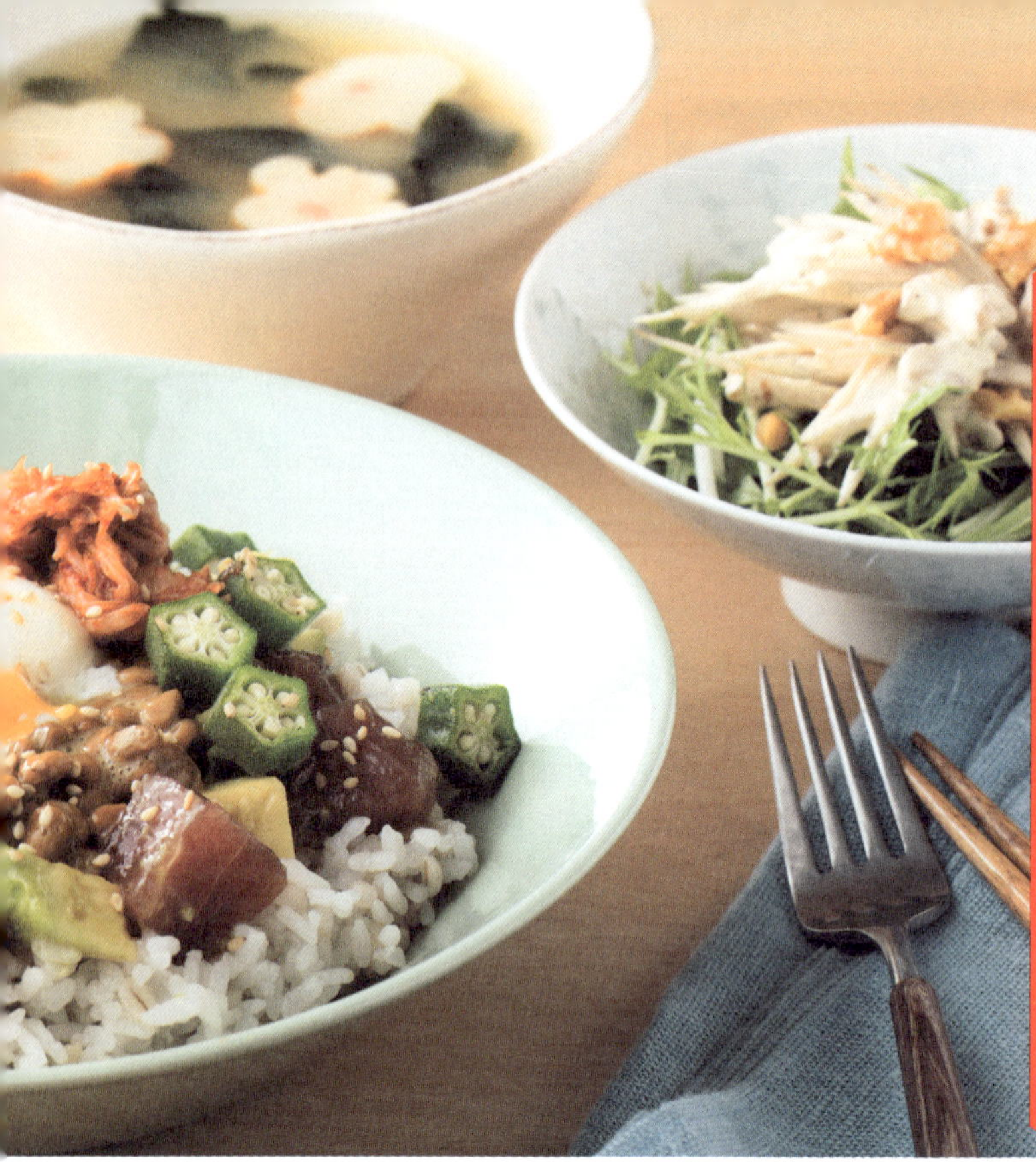

ランチは心と体のいちばんの栄養源

ごぼうと水菜のサラダ

＜材料＞2人分

ごぼう ――― 50g
ポン酢・
マヨネーズ ―― 各大さじ1
くるみ ――― 30g
水菜 ――― 40g

＜作り方＞

1 ごぼうは斜めに薄切りにしてから、千切りにし、さっと水あらいしてゆでて、水けをきる。水菜は3センチ幅に切る。

2 ポン酢とマヨネーズを混ぜ合わせ、くるみを手で砕いて混ぜ、ごぼうを和える。器に水菜を盛り付け、その上にごぼうをのせる。

POINT ごぼうは好きなだけOK
デンプンを含まない野菜はいくら食べても問題なし

まぐろとアボカドのねばねば丼

<材料>2人分

まぐろ ―――― 150g
アボカド ―――― 小1個
しょうが ―――― 1かけ
めんつゆ
(2倍濃縮) ―――― 大さじ3
ごま油 ―――― 小さじ2
納豆 ―――― 1パック
オクラ ―――― 3本
キムチ ―――― 50g
温泉卵 ―――― 2個
ごま ―――― 適宜
もち麦ごはん ―― 400g

1 まぐろとアボカドは1センチの角切り、しょうがはみじん切りにして、めんつゆとごま油と共に、和える。納豆は添付のタレと共に混ぜておく。オクラは耐熱皿に入れてラップをし、電子レンジで30秒加熱して小口切りにする。

2 器にもち麦ごはんを盛り付け、1 をのせる(まぐろとアボカド→納豆→オクラの順にのせると綺麗で食べやすい)。中心に温泉卵とキムチをのせ、ごまをちらす。

POINT

ネバネバパワー食材

オクラと納豆などのネバネバ食材とまぐろの相性は抜群!

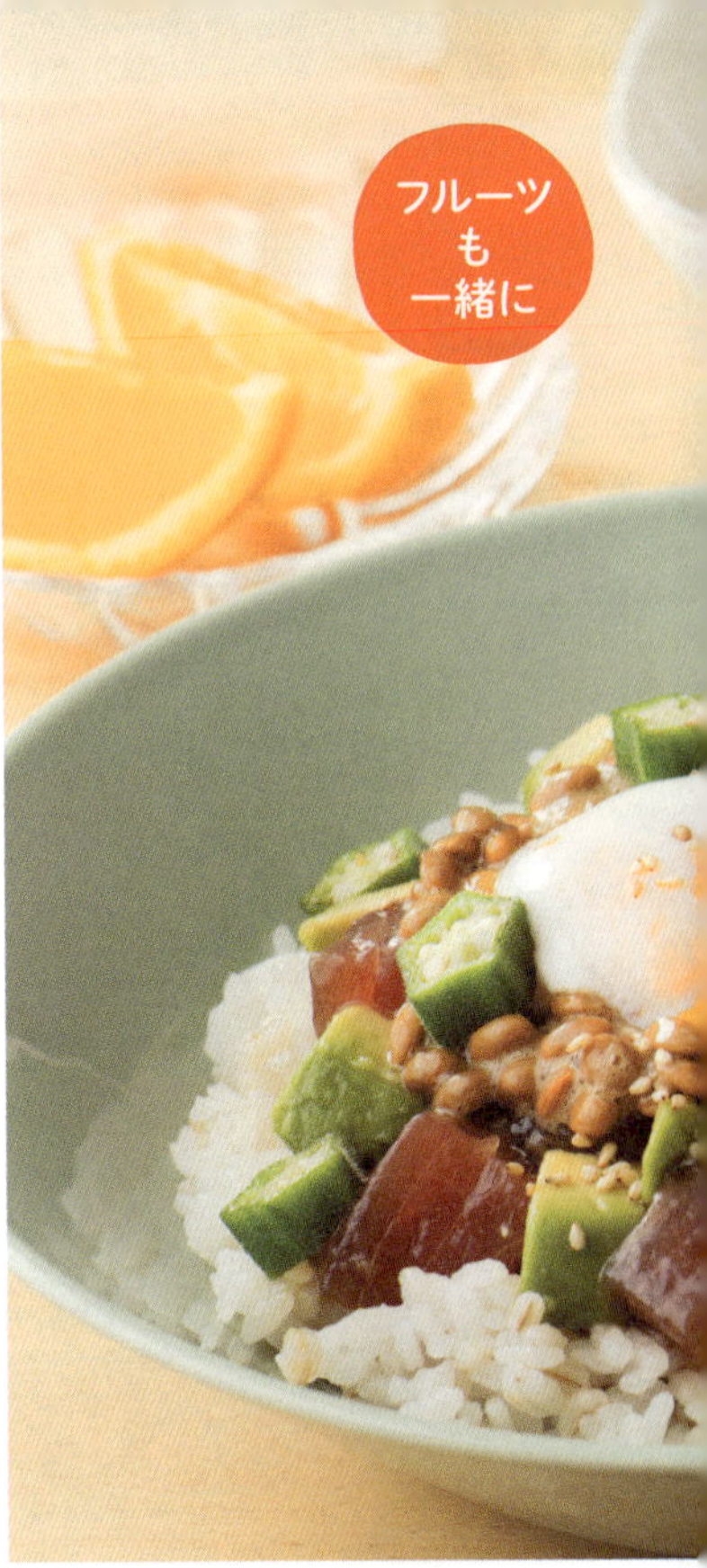

わかめのお味噌汁

<材料>2人分

水 ―――― 2カップ
味噌 ―――― 大さじ1 1/2
乾燥わかめ ―― 大さじ1
お麩 ―――― 6個

※フルーツ

オレンジ1/2個を4等分のくし型に切り、果肉と皮の間に切り込みを入れる。

<作り方>

1 お椀に味噌と乾燥わかめ、お麩を入れる。食べる直前にお湯を注いで、よく混ぜて味噌を溶かす(味噌を溶かしている間にお麩とわかめがもどります)。

※お好みで和風だしの素などを入れてもよい。

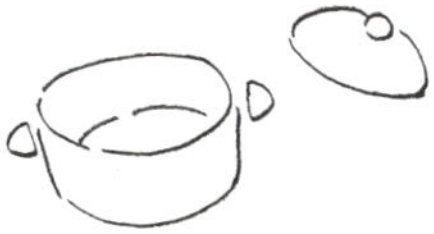

POINT 腸が喜ぶお味噌汁

植物性乳酸菌を含んだ味噌をお味噌汁でいただく

玄米菜食をベースにした宮島式の基本夕食

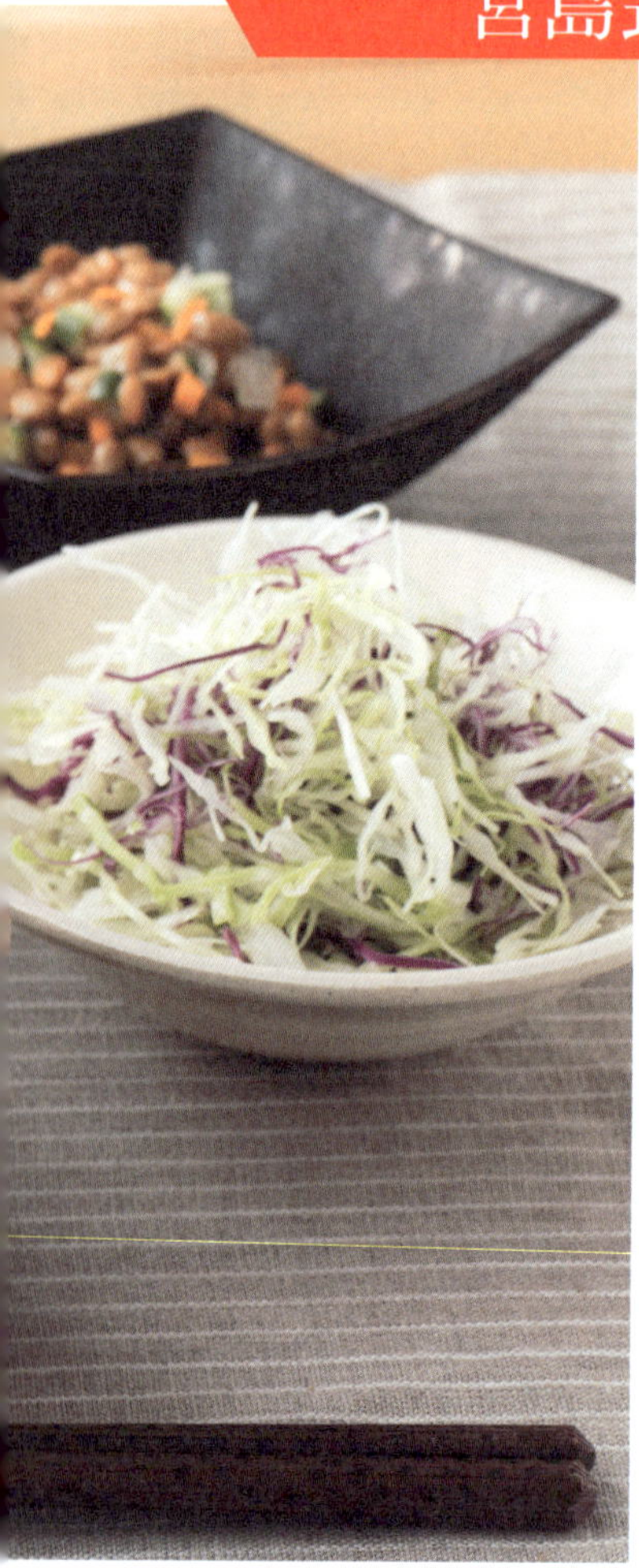

鮭と野菜の焼きびたし

＜材料＞２人分

鮭	2切れ	油	大さじ1
塩・こしょう	各少々	梅干し	1個
なす	1本	しょうが	1かけ
パプリカ(黄)	1/3個	めんつゆ	大さじ3
ミニトマト	4個	酢	大さじ2

＜作り方＞

1 鮭は一口大に切り、塩・こしょうを振る。なすとパプリカは、一口大の乱切りにする。

2 梅干しは種を除いてたたき、しょうがは千切りにして、めんつゆと酢と共にバットに混ぜ合わせておく。

3 フライパンに油を入れて熱し、なすとパプリカを皮目から入れ、焼き色が付いたらひっくり返して火を通す。ミニトマトもさっと焼く。鮭も皮目から入れて焼き、焼き色が付いたらひっくり返して火を通す。

4 3が温かいうちに2に漬け込み、密着ラップをかけて味をなじませる。

※30分～でもおいしくいただけますが、漬け込み時間が長いほうが、味がなじんでおいしくなりますので、作り置きにも最適です。冷やして食べてもおいしいですが、お好みで温めてもOKです。

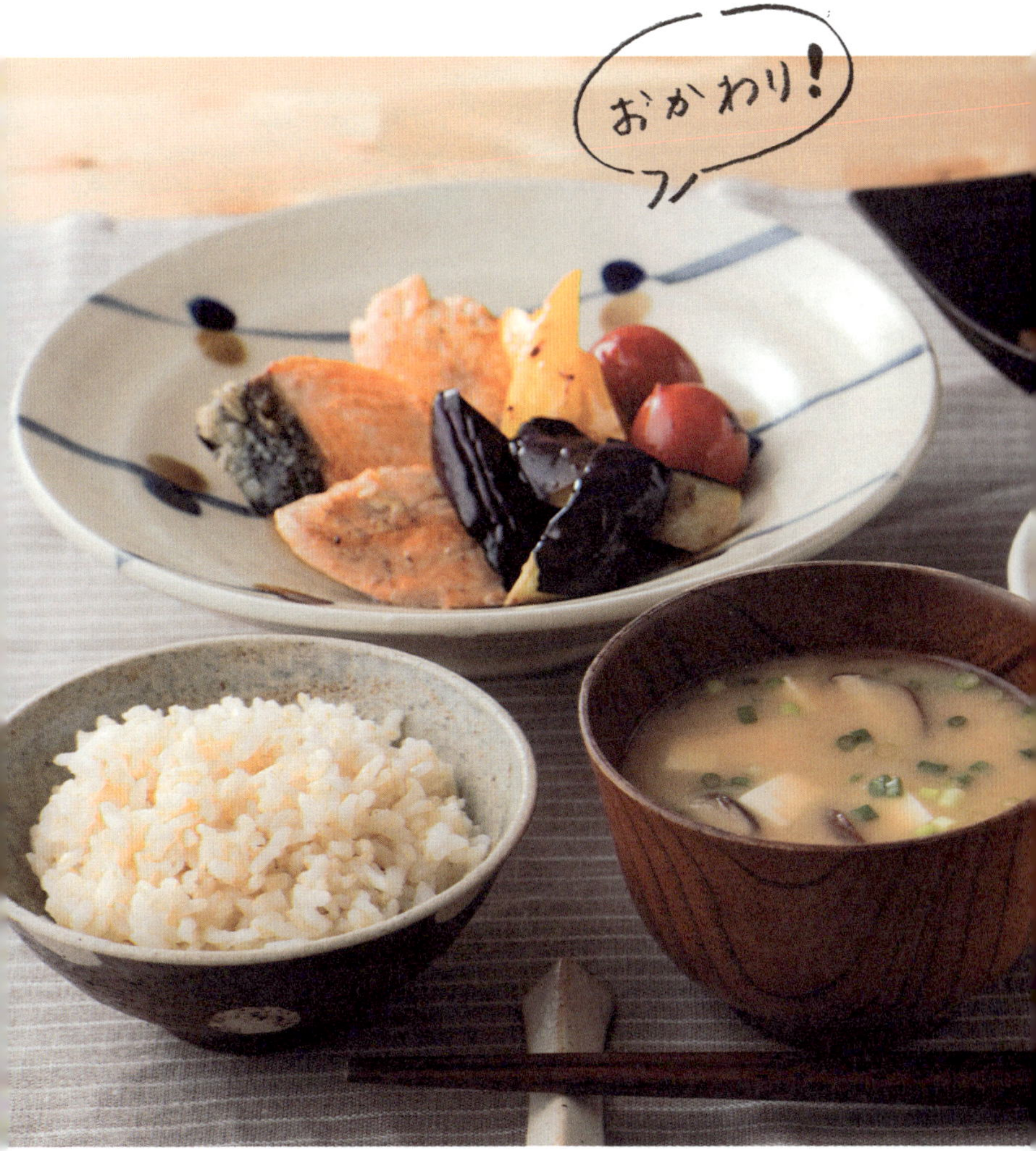

POINT　メインディッシュにも発酵食品

しょう油や酢などの日本古来の発酵食品を上手に使って腸内環境を整える

糠漬け納豆

＜材料＞2人分

糠漬け（キュウリ、
にんじん、大根など
お好みのものでよい）—— 50g
納豆 —————— 1パック
アマニオイル・
エゴマオイルなど ——— 小さじ1（なければ入れなくてもよい）

＜作り方＞

1 糠漬けを粗みじんに切る。納豆をそのままよく混ぜ、糠漬けとアマニオイルなどを加えて混ぜる。

POINT 納豆で善玉菌を補給

納豆菌は生きたまま腸に届いて腸内環境を整え、便通を改善する

豆腐ときのこの味噌汁

＜材料＞2人分

豆腐（絹）——— 50g
きのこ類——— 80g
味噌———— 大さじ1 1/2弱
水—————— 2カップ
小ネギ———— 適宜

＜作り方＞

1 豆腐は1センチ角に切る。きのこ類は、一口大に切る。小ネギは小口切りに。

2 鍋に水ときのこを入れて一煮立ちさせ、きのこに火が通ったら、豆腐を入れて温め、味噌を溶き入れて火をとめる。器に盛り付け、小ネギをちらす。

POINT 大豆レシチンで記憶力アップ

胃腸に負担をかけずに記憶力を改善したいときは大豆食品

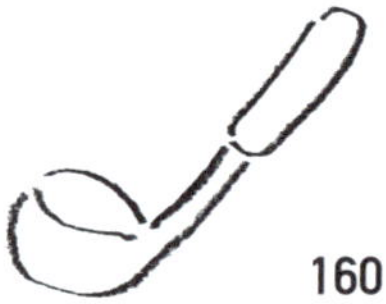

野菜サラダ

＜材料＞2人分

キャベツ ―――― 大3枚
紫キャベツ ――― 少々
お好みの
ドレッシング ―― 適宜

＜作り方＞

1 キャベツと紫キャベツは千切りにし、水にくぐらせてシャキッとさせ、水気を切って器に盛り付ける。お好みのドレッシングなどをかける。

POINT 生野菜は体にやさしい水分

生野菜に含まれる水分は体に吸収されやすいのが特徴。だから、いくら食べてもOK

玄米ごはん

＜材料＞2人分

玄米 ―――― 2合
水 ――――― 450cc

＜作り方＞

1 玄米をさっと水洗いして水を捨てる。こすり洗いをして何度か水で流して洗う。お米が浸るくらいの水を入れて約5～6時間浸水させる。

2 水気をしっかりときって炊飯釜に入れ、分量の水を入れて炊く。

※お水の量はお好みの硬さに合わせて炊いてください。
※発芽玄米の場合は、浸水させずにそのまま食べられるものもあるので、商品パッケージを参照してください。

POINT 玄米主食で栄養ばっちり

必要な栄養素がほとんど含まれる玄米だから、副菜は植物性食品を中心に

腸内環境を整えるレシピ6

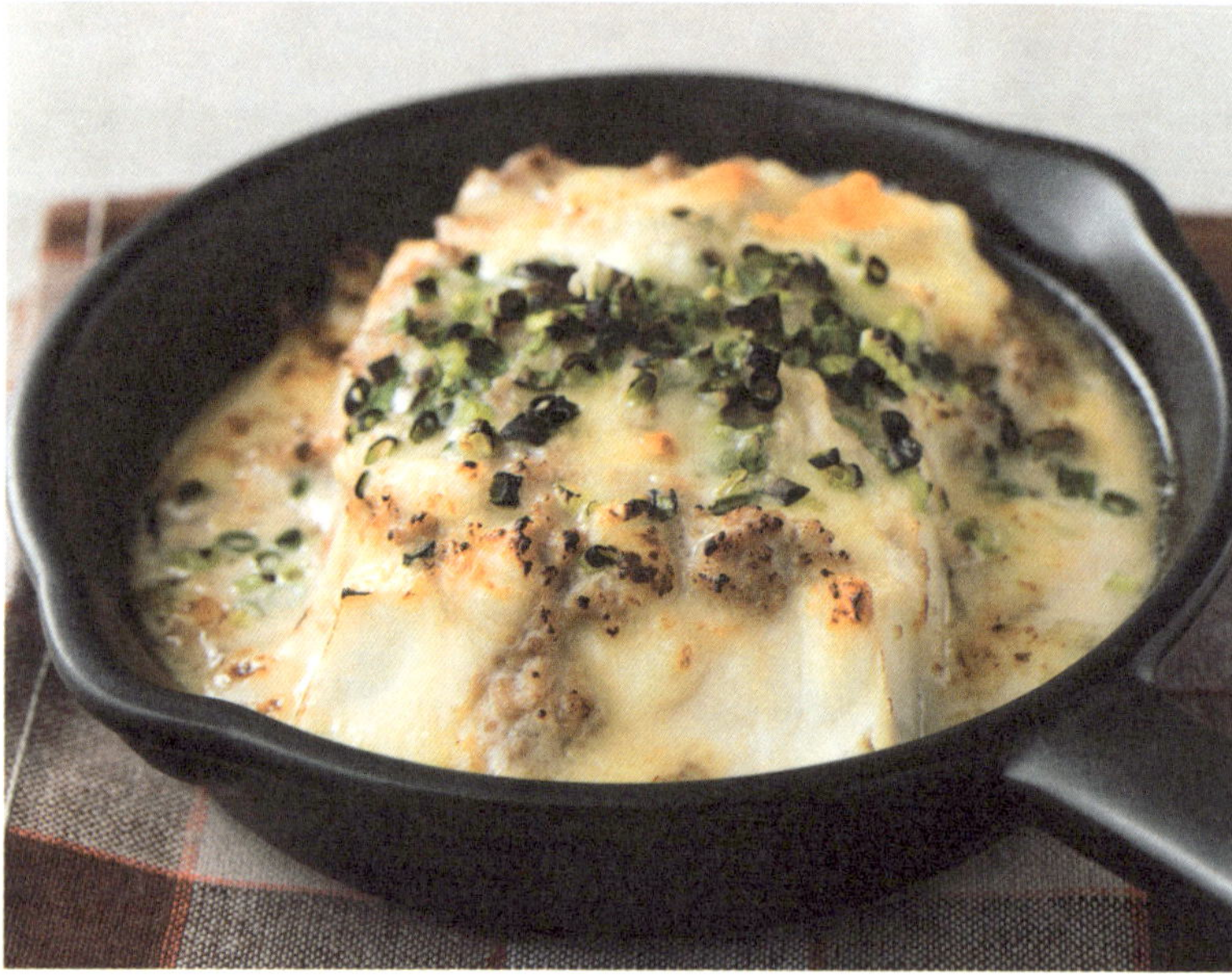

豆腐のネギ味噌チーズのグラタン

<材料>2人分

豆腐（木綿）── 300g
豚挽き肉──── 40g
小ネギ───── 4本
味噌 ────── 大さじ1 1/2
しょう油──── 小さじ1強
調整豆乳──── 1 1/2カップ
ピザ用チーズ─ 40g
バター ───── 10g

POINT 乳酸菌たっぷり

味噌やしょう油から植物性乳酸菌を、チーズとバターから動物性乳酸菌を摂る

<作り方>

1 豆腐は2枚重ねしたキッチンペーパーに包み、耐熱容器に入れ、電子レンジで1分30秒加熱し、再び新しいキッチンペーパーで包んでさらに1分30秒加熱して水切りをする（時間があれば、キッチンペーパーに包んで、上に重たい物をのせて水切りしてもよい）。小ネギは小口切りにする。

2 味噌、しょう油を混ぜ合わせ、豆乳を少しずつ入れてのばす。味噌が溶けて、全体が均等になったら、豚挽き肉とチーズを混ぜ合わせてソースをつくる。

3 1を2センチ幅に切り、耐熱容器にずらして並べ、2のソースをかけ、バターをちぎってまんべんなくのせ、小ネギをのせてオーブントースターで約15～20分焼く。

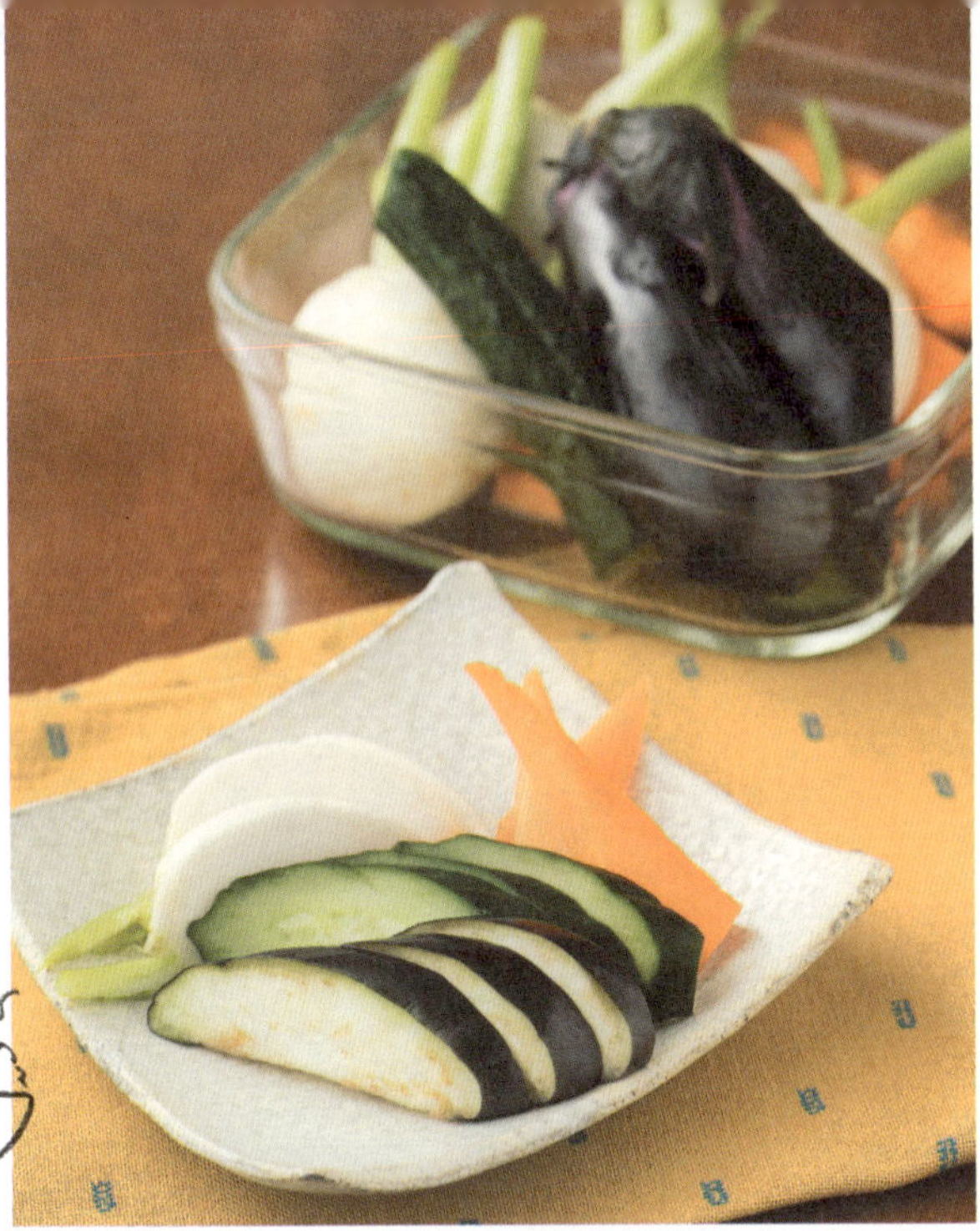

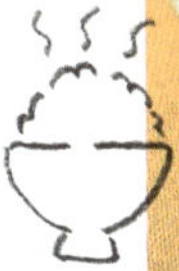

ヨーグルトと味噌の漬物

＜材料＞2 人分

A	ヨーグルト	100g
	味噌	70g
	塩麹	30g
きゅうり		1 本
にんじん		1/2 本
かぶ		1 個
なす		1 本

POINT 手軽に乳酸菌

作り置きだから、いつでも乳酸菌が摂れる

＜作り方＞

1 ジップが付いた袋に A を入れてよく揉んで混ぜ合わせる。そこにお好みの野菜を入れるだけ。

きゅうり⇒半分に切ってそのまま漬ける。

にんじん⇒皮をむいて、2 センチ幅のスティック状に切って漬ける（野菜スティックのような形）。

かぶ⇒葉の部分を 3 センチほど残した状態で切り、さらに 4 等分のくし型に切り、漬ける。

なす⇒縦半分に切って漬ける。

※上記のサイズで漬け込んだ場合、約半日〜で味がなじんでくるので、お好みの状態まで漬けるとよい。

※長く漬け込んだりする場合は、大きめに切って漬け込むとよい。

※残り野菜をどんどん入れて漬けると良い！

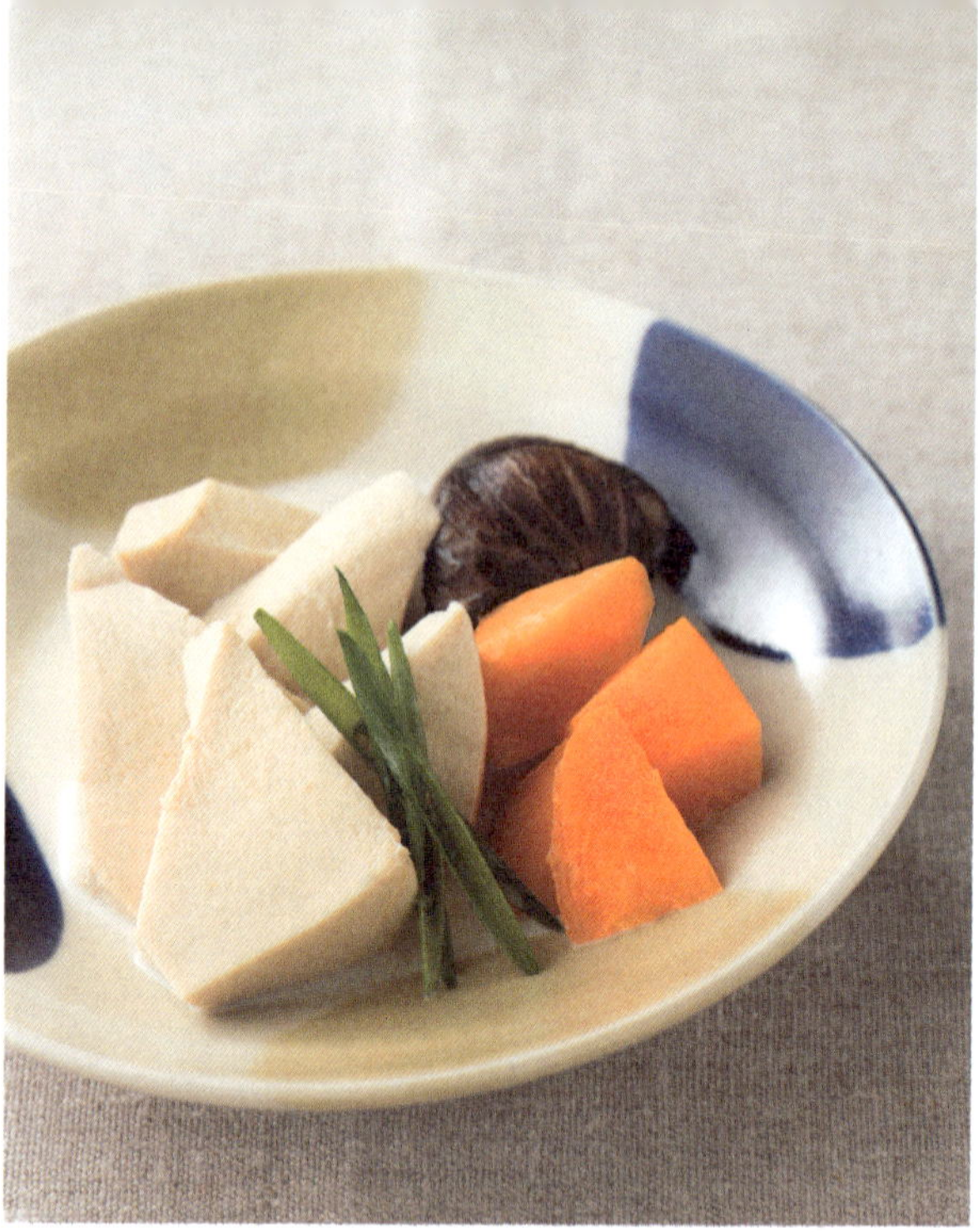

高野豆腐の豆乳煮込み

＜材料＞2人分

高野豆腐	2枚
にんじん	1/2本
乾燥しいたけ	2枚
白だし	大さじ2強
水	1 1/2カップ
小ネギ	適宜
調整豆乳	2/3カップ

＜作り方＞

1 高野豆腐は、たっぷりの水に約5～10分浸し、しっかりとしぼり、一口大に切る。にんじんは、皮をむいて乱切りにする。乾燥しいたけは、戻さずにそのまま軸を折って除く。小ネギは、2センチ幅の斜め切りにする。

2 鍋に水と白だし、高野豆腐、にんじん、乾燥しいたけを入れて一煮立ちさせ、中火弱で約10～15分煮込む。

3 にんじんがやわらかくなったら、豆乳を加えて中火弱で約2～3分煮込んで火を止める。

4 器に盛り付け、小ネギを添える。

POINT 善玉菌を応援

食物繊維が豊富な食材を使って腸内フローラを改善する

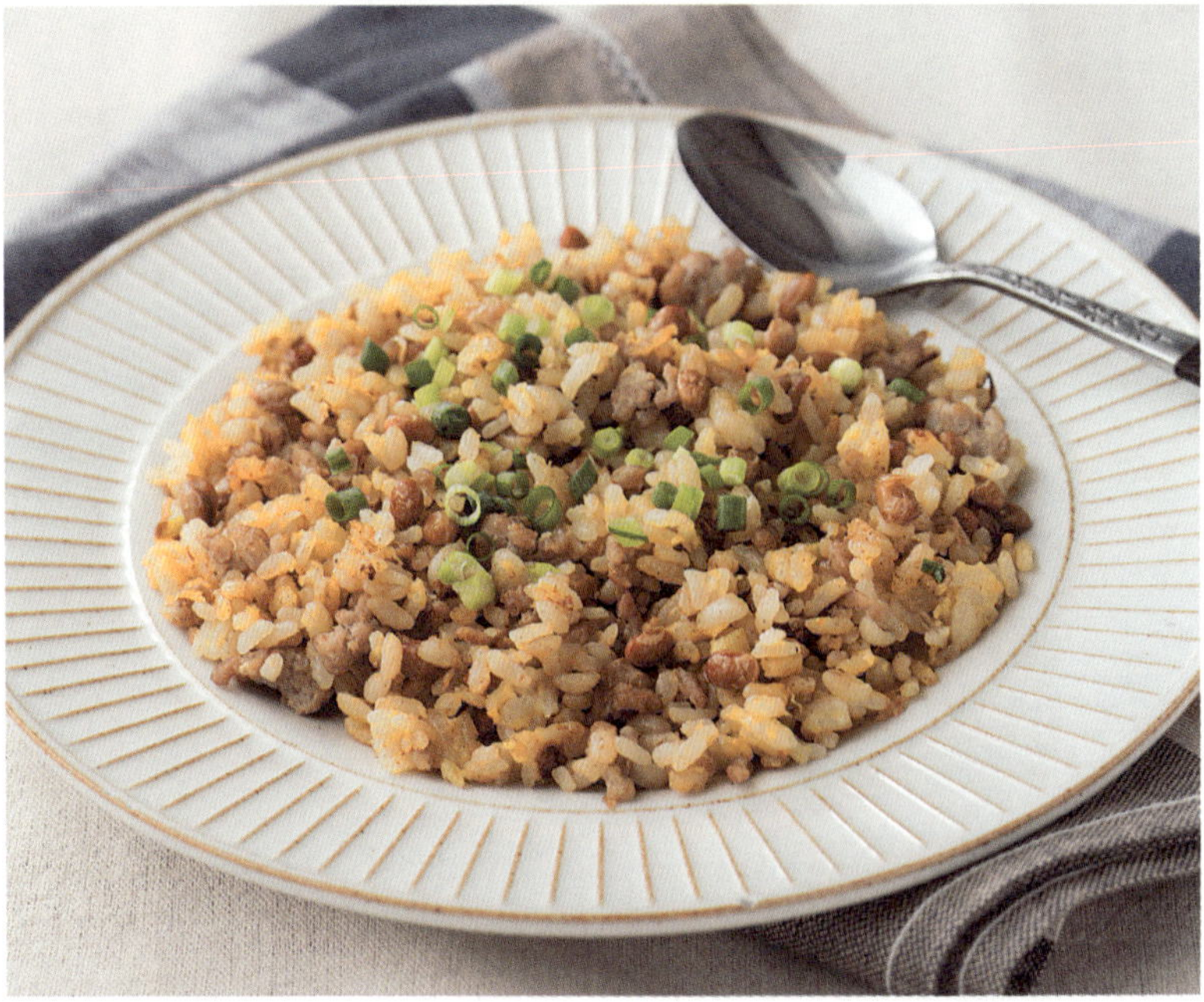

納豆炒飯

<材料>2人分

もち麦ごはん ― 300g
豚挽き肉 ― 80g
しょうが ― 2かけ
ネギ ― 40g
卵 ― 2個
納豆 ― 1パック
油 ― 大さじ1
酒 ― 大さじ1
塩 ― 小さじ2/3
こしょう ― 適宜
しょう油 ― 小さじ2
小ネギ ― 適宜

<作り方>

1 しょうがとネギは、みじん切りにする。納豆は、タレとからしを混ぜておく。卵を溶きほぐし、もち麦ごはんを混ぜておく。

2 フライパンに油としょうが、ネギを入れて炒め、香りがしてきたら豚挽き肉を入れて炒め、色が変わったら、卵を混ぜたご飯を入れて炒め合わせ、全体がぱらぱらとしてきたら、酒、納豆を入れて炒め合わせ、塩・こしょうで味を調える。

3 全体がなじんできたらフライパンの片側によせ、空いたところにしょう油を入れて少し焦がし、香ばしい香りがしてきたら、全体をざっと混ぜ合わせて火を止める。器に盛り付け、小ネギをちらす。

POINT 納豆菌で腸内清掃

不溶性食物繊維が豊富な納豆をおいしく摂る

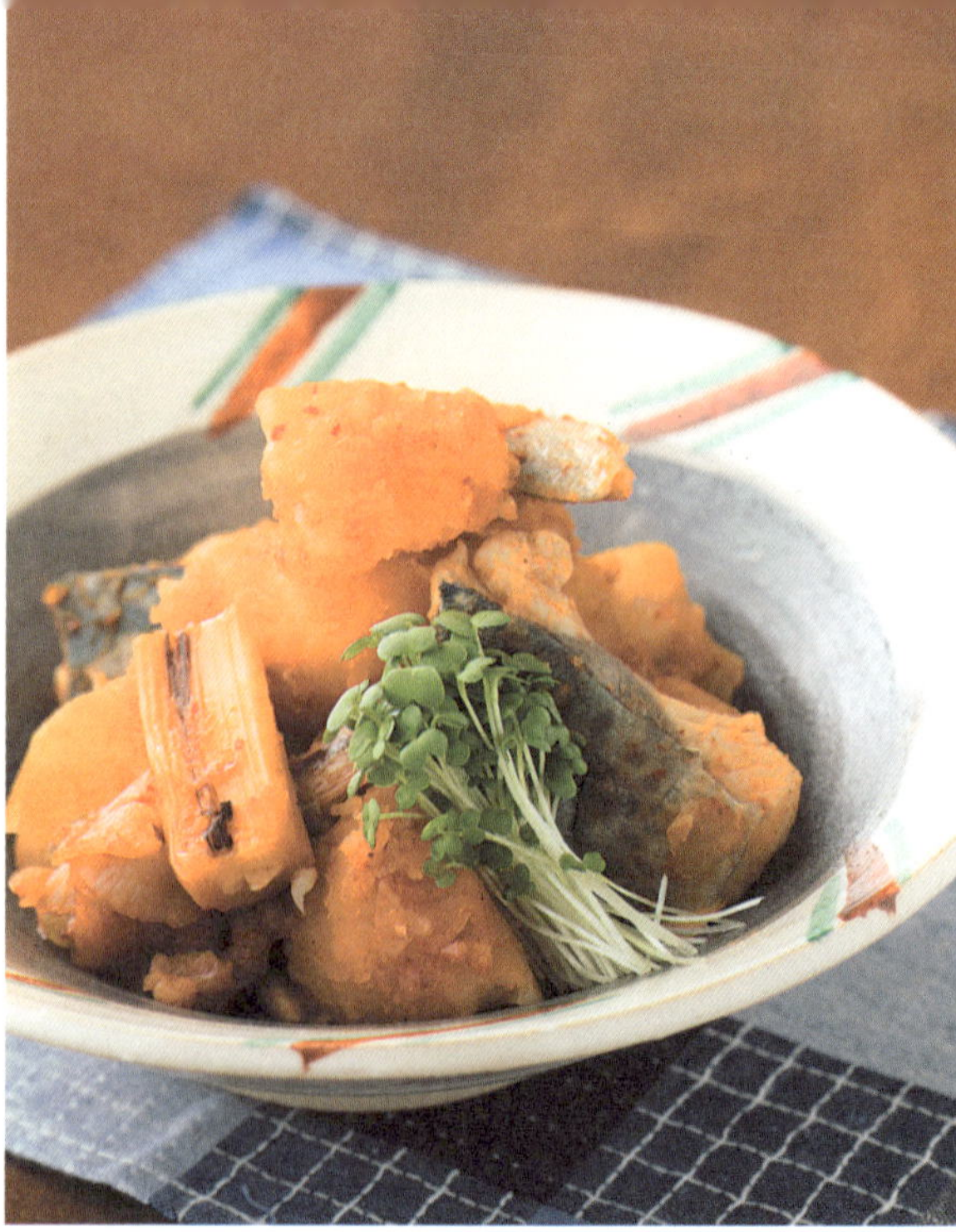

さばとじゃがいものキムチ煮

<材料>2人分

さば	1/2尾（骨なしのもの）
酒	大さじ1
塩・こしょう	各少々
じゃがいも	2個
ネギ	1/2本
水	1 1/2カップ
キムチ	150g
ブロッコリースプラウト(カイワレ等でも)	適宜

<作り方>

1 さばを一口大のそぎ切りにして、酒と塩・こしょうをまぶし、約10分置き、キッチンペーパーでしっかりと水気をきる。じゃがいもは皮をむいて一口大に切り、水で揉み洗いする。ネギは、3センチ幅に切る。

2 鍋にネギを入れ、焼き色が付いたら水、じゃがいもを入れて一煮立ちさせ、キムチを入れてフタをしながら中火弱で約8～10分煮る。じゃがいもに火が通ればよい。

3 さばを上にのせてフタをし、さばの色が変わってきたら全体をざっくりと混ぜ合わせ、水分がなくなるまで中火で煮込む。器に盛り付け、ブロッコリースプラウトを添える。

POINT 脱コレステロール！

さばの不飽和脂肪酸が血管のコレステロールを掃除してくれる

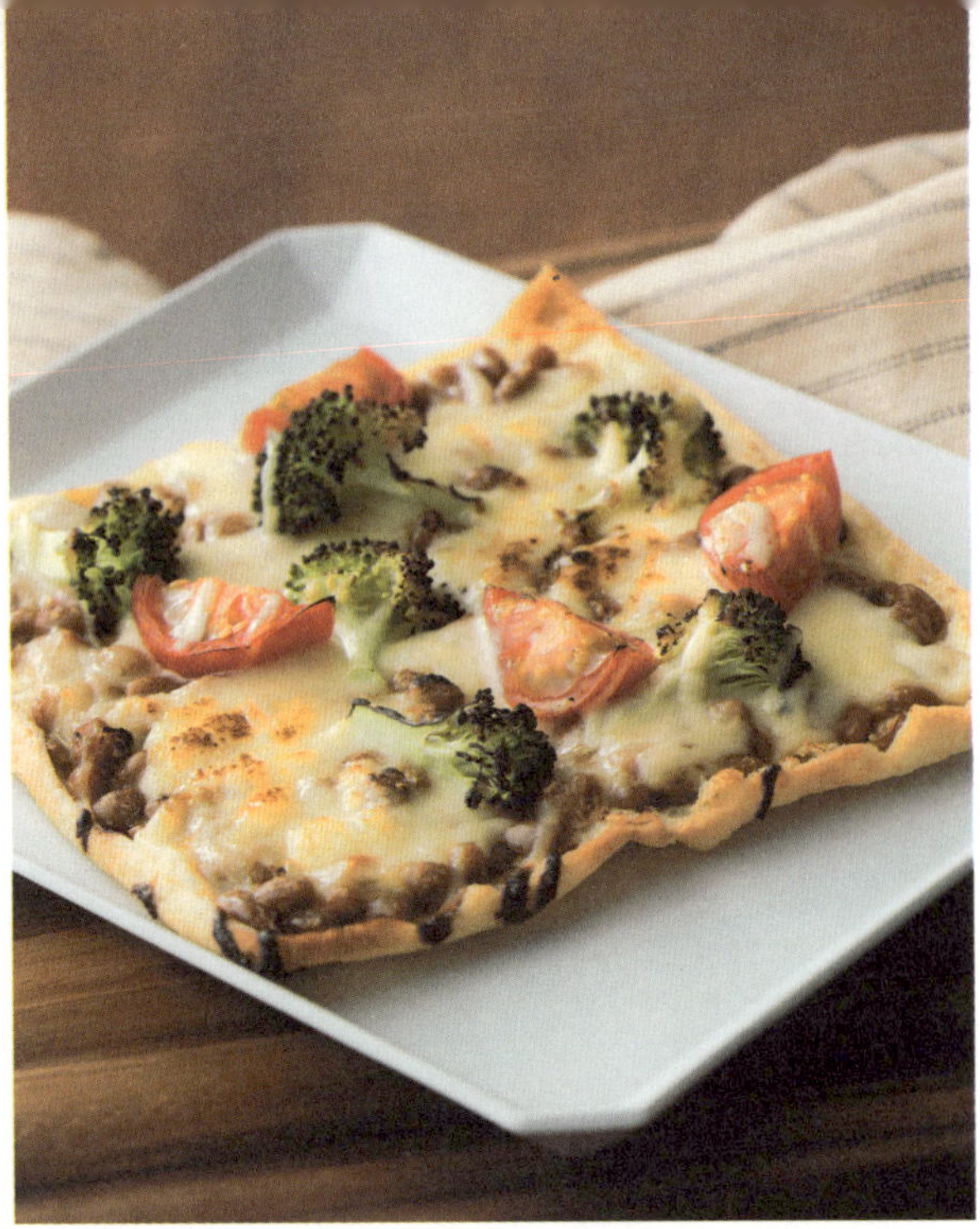

納豆ピザ

＜材料＞2人分

油揚げ	1枚
納豆	1パック
ミニトマト	1個
すりしょうが	1/2かけ
ブロッコリー	30g
ピザ用チーズ	20g
マヨネーズ	適宜

＜作り方＞

1 油揚げに切り込みを入れて開く。ミニトマトはくし型に切る。納豆は添付のタレとからし、すりしょうがと混ぜておく。ブロッコリーはミニトマトと同じ大きさに切る。

2 アルミホイルの上に開いた油揚げの内側を上にしてのせ、納豆を広げる。さらにチーズを全体に広げ、ミニトマト、ブロッコリーをまんべんなくちらし、マヨネーズを斜めがけしてオーブントースターで約10～15分焼く。

POINT 血糖値が気にならない

納豆菌が腸内に棲みつくと血糖値の急激な上昇を防ぐ

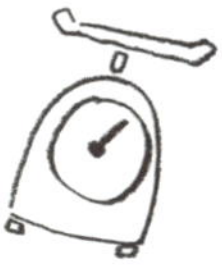

脳に栄養を与えるレシピ6

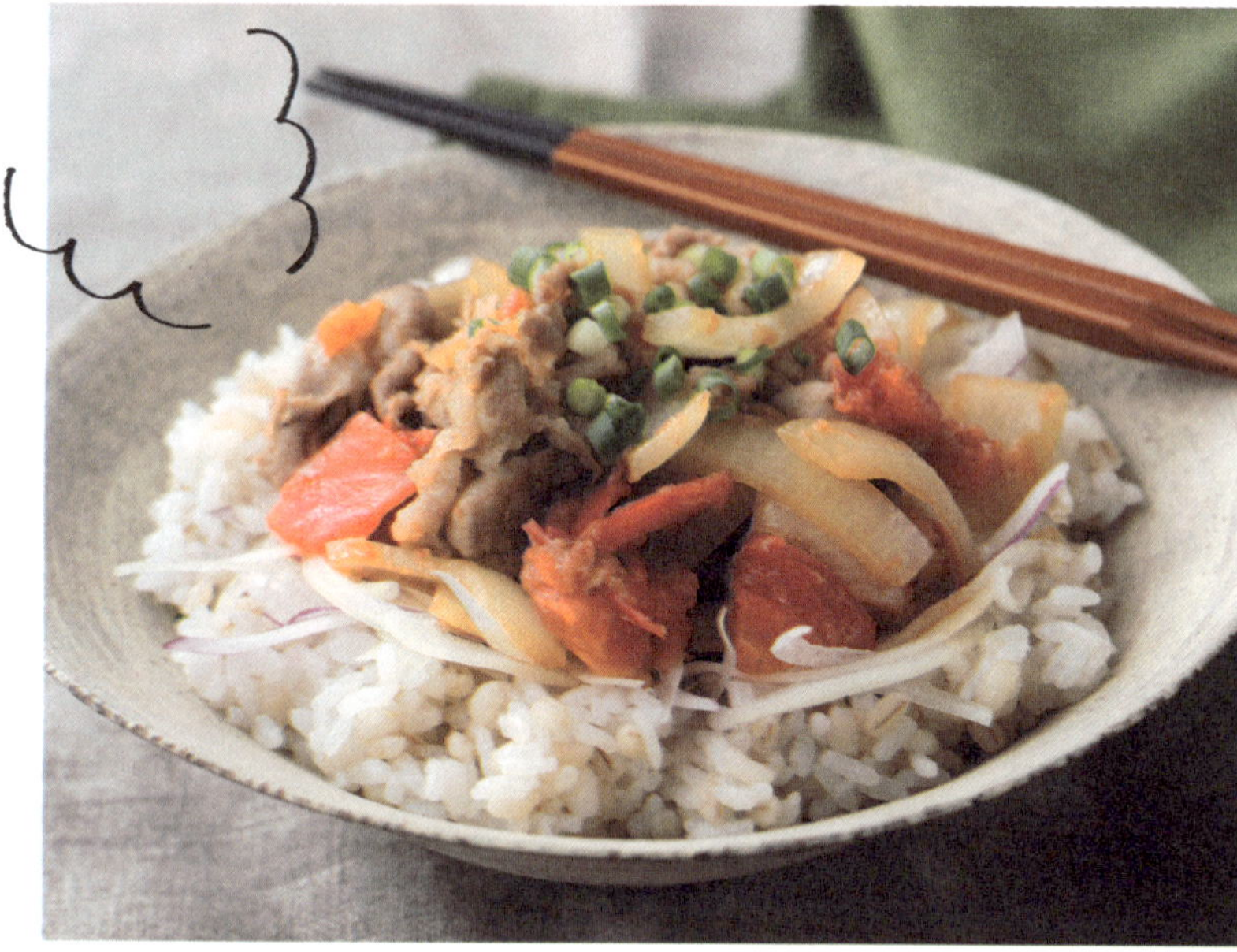

豚肉のしょうが焼き丼

＜材料＞2人分

豚小間肉	150g
A すりしょうが	2片
A しょう油・酒・みりん	各大さじ1 1/2
A 砂糖	小さじ1
玉ねぎ	1/2個
トマト	1/2個
油	小さじ2
紫玉ねぎ	適宜
小ネギ	適宜
もち麦ごはん	300～400g

＜作り方＞

1豚小間肉にAを揉みこむ。玉ねぎを繊維に逆らって7～8ミリ幅に切る。トマトは1センチ角に切る。残りの玉ねぎと紫玉ねぎは、繊維に添って薄切りにし、水にさっとさらして水気を切る。小ネギは小口切りにする。

2フライパンに油を入れて玉ねぎを炒め、玉ねぎの表面が半透明状になったら、豚肉を漬けダレごと入れて炒め合わせる。豚肉に半分程度火が通ったらトマトを加えて一緒に炒め合わせる。

3器にご飯を盛り付け、1の玉ねぎスライスを敷き、2をのせる。小ネギをちらす。

POINT やる気が出る！

豚肉に含まれるビタミンB1でやる気をチャージする

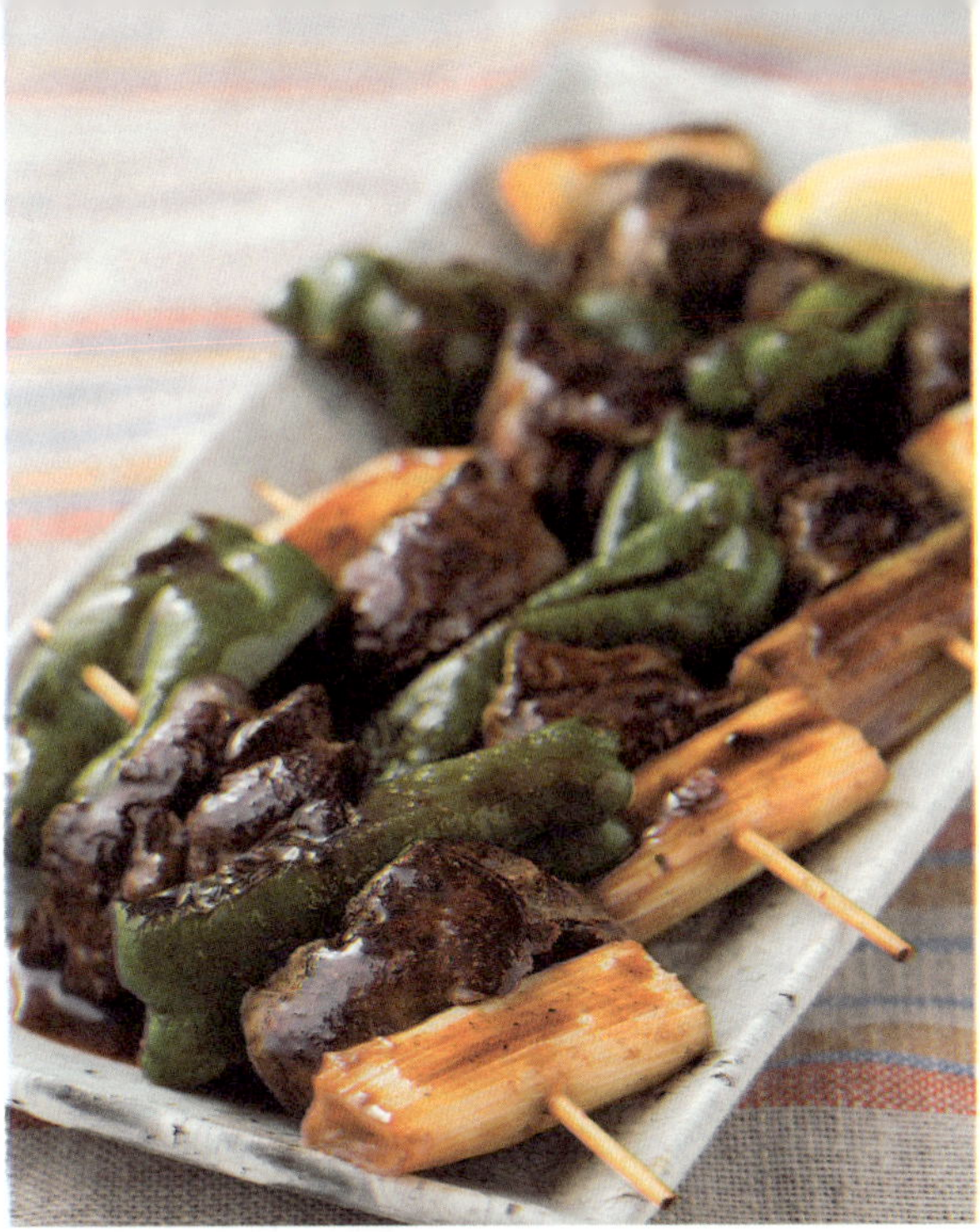

レバーのスパイス照り焼き串

＜材料＞2 人分

鶏レバー ――― 150g
ピーマン ――― 2個
ネギ ――― 1本
カレー粉 ――― 小さじ 1/2
塩・こしょう ―― 各少々
油 ――― 適宜
A ┌しょう油・酒・
　│みりん ―― 各大さじ1 1/2
　│砂糖 ―― 大さじ 1/2
　└カレー粉 ― 小さじ 1/2
レモン ――― 適宜

POINT 注意力散漫解消！

レバーの鉄分を、レモンを絞って吸収する

＜作り方＞

1 レバーをさばいて、水に入れて、水が濁らなくなるまで何度か水を変えながら洗い、水気をふきとる。レバーは半分に切り、それぞれをそぎ切りにする。

2 ピーマンは半分に切り、種を除く。ネギは3センチ幅のぶつ切りにする。1のレバーと共に竹串に刺し、塩・こしょう、カレー粉を全体にまんべんなく振る（ネギを1番目に刺し、レバーは波をうつようにして刺すとよい）。

3 フライパンに油を敷き、2を焼き付け、焼き色が付いたらひっくり返してフタをし、弱火で約2～3分蒸し焼きにして取り出す。

4 Aを入れて一煮立ちさせ、フライパンをゆすりながら煮詰め、全体がとろっとしてきたら3を戻し入れて絡ませながら温める。器に盛り付け、レモンを添える。

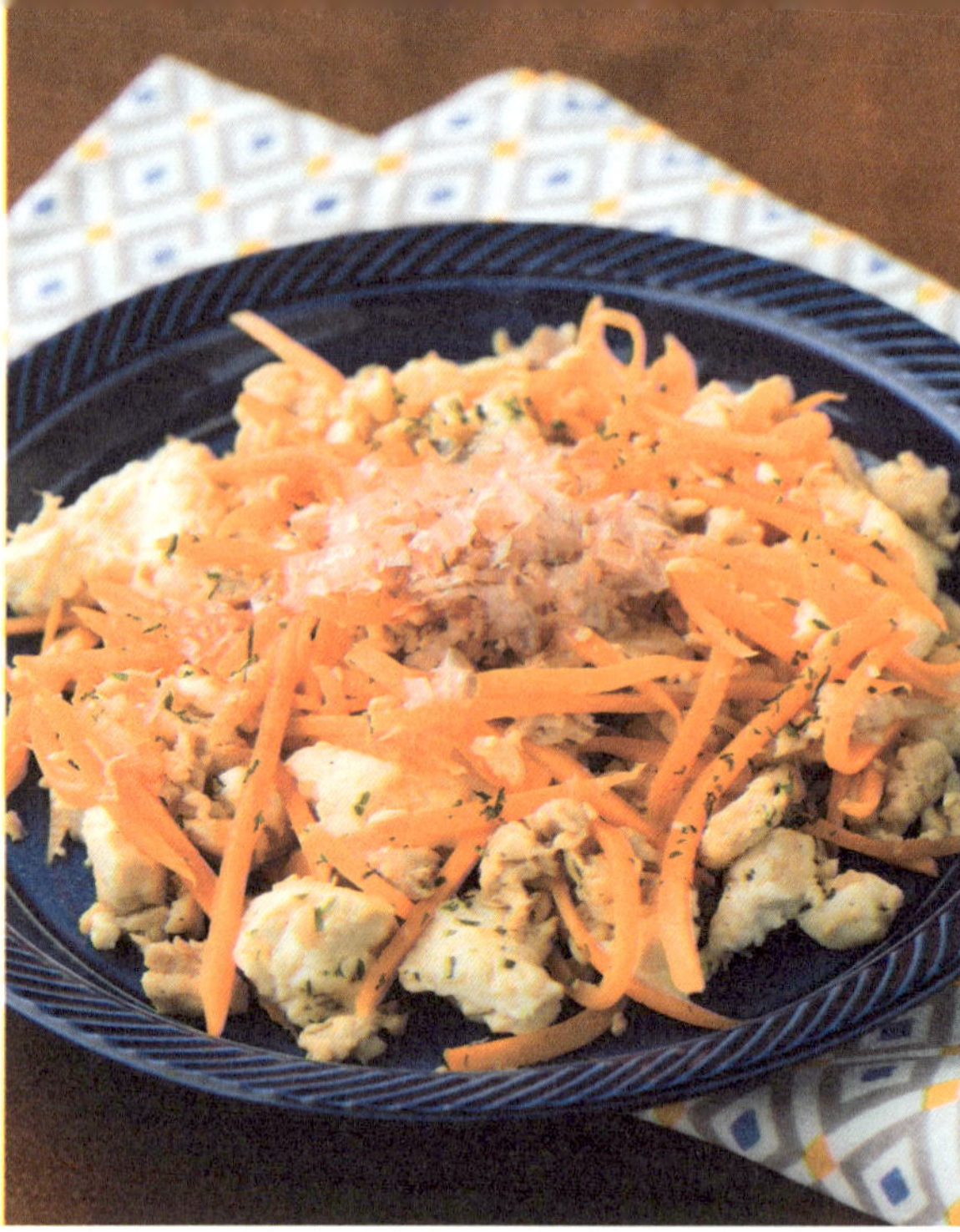

豆腐とにんじんのツナ炒め

＜材料＞2人分

豆腐（木綿）――― 150g
にんじん――― 1本
ツナ缶 ――― 1缶
卵 ――― 1個
油 ――― 小さじ2
A
塩――― 小さじ1/3
しょう油――― 小さじ1
こしょう――― 少々
だしの素――― 小さじ1/3
かつおぶし・
青海苔――― 各適宜

POINT 認知症を予防する！

レシチン効果で認知症からうつを撃退する

＜作り方＞

1 豆腐をキッチンペーパーに包んで耐熱皿に入れ、電子レンジで1分30秒加熱して水切りをする（時間があれば、ペーパーに包んだ状態で重しをのせて水切りをしてもよい）。にんじんは太めの千切りにする。卵は溶きほぐして、水気を切ったツナ缶と共に混ぜ合わせておく。

2 フライパンに油を敷き、にんじんを炒め、少ししんなりとしてきたら、豆腐をほぐしながら入れて炒め合わせ、豆腐の角が丸くなってきたら、ツナと卵を混ぜたものをいれて炒め合わせる。全体がぱらぱらとしてきたらAを入れて味を整える。

3 器に盛り付け、かつおぶしと青海苔を振る。

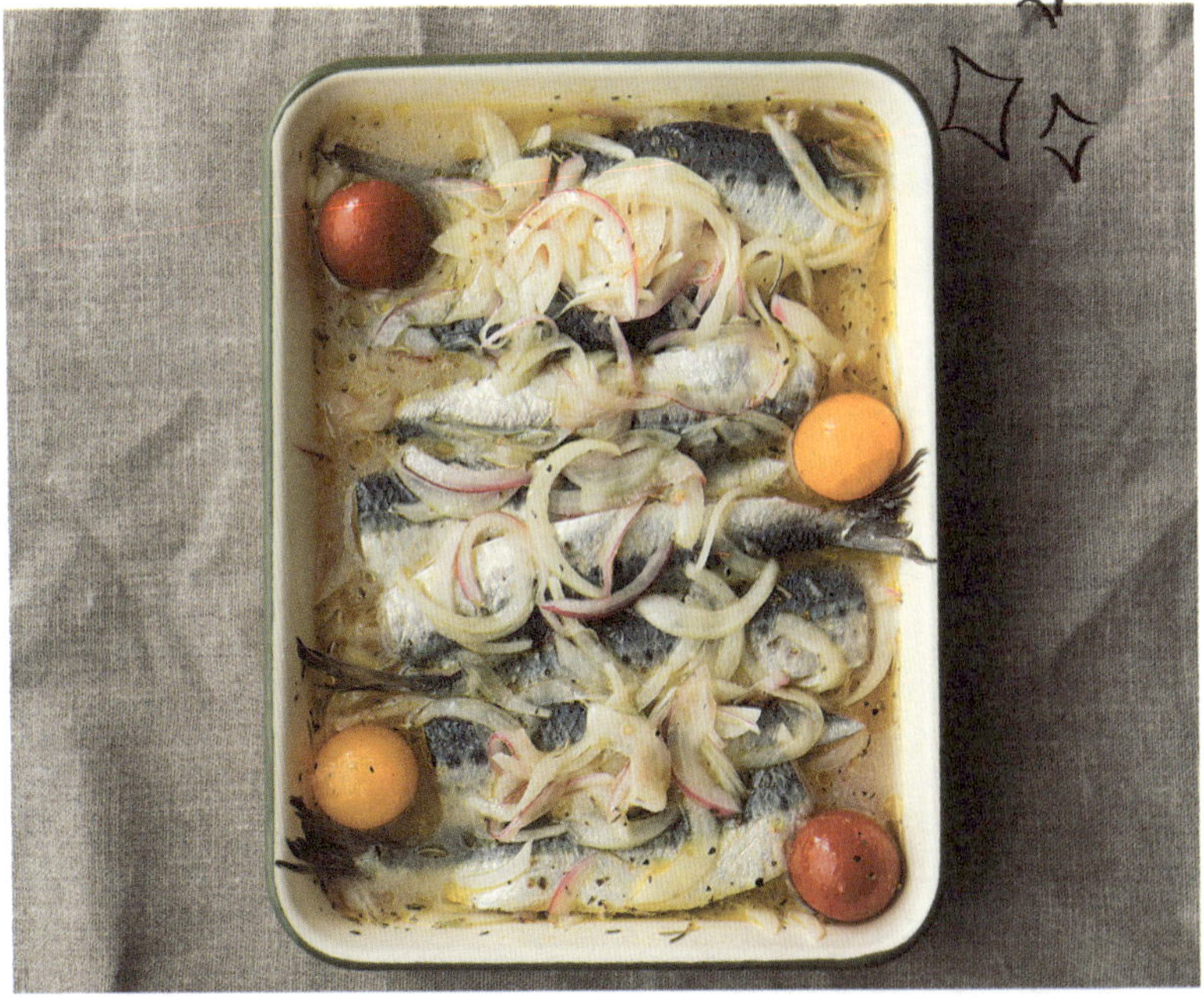

イワシのマリネ

＜材料＞作りやすい分量

イワシ
(3枚おろしにしたもの)── 2尾分
玉ねぎ── 1/2個
紫玉ねぎ── 適宜
ミニトマト（赤・黄）── 各2個
A
- 酢── 1/2カップ
- 塩── 小さじ1弱
- こしょう── 少々
- オリーブオイル── 大さじ3
- お好みのドライハーブ（オレガノ、バジル等）── 適宜

＜作り方＞

1 イワシはそれぞれを縦半分に切り、背びれなどを除く。玉ねぎと紫玉ねぎは薄切りにする。ミニトマトは、竹串で数カ所穴をあける。

2 バットやタッパーなどにAの材料を入れて混ぜ溶かし、1をすべて入れて漬ける。時々上下を返しながら全体がまんべんなく漬かるようにする。30分～でもおいしいが、数時間漬けてもおいしい。

POINT 脳の血流改善！

イワシの脂は血液をサラサラに

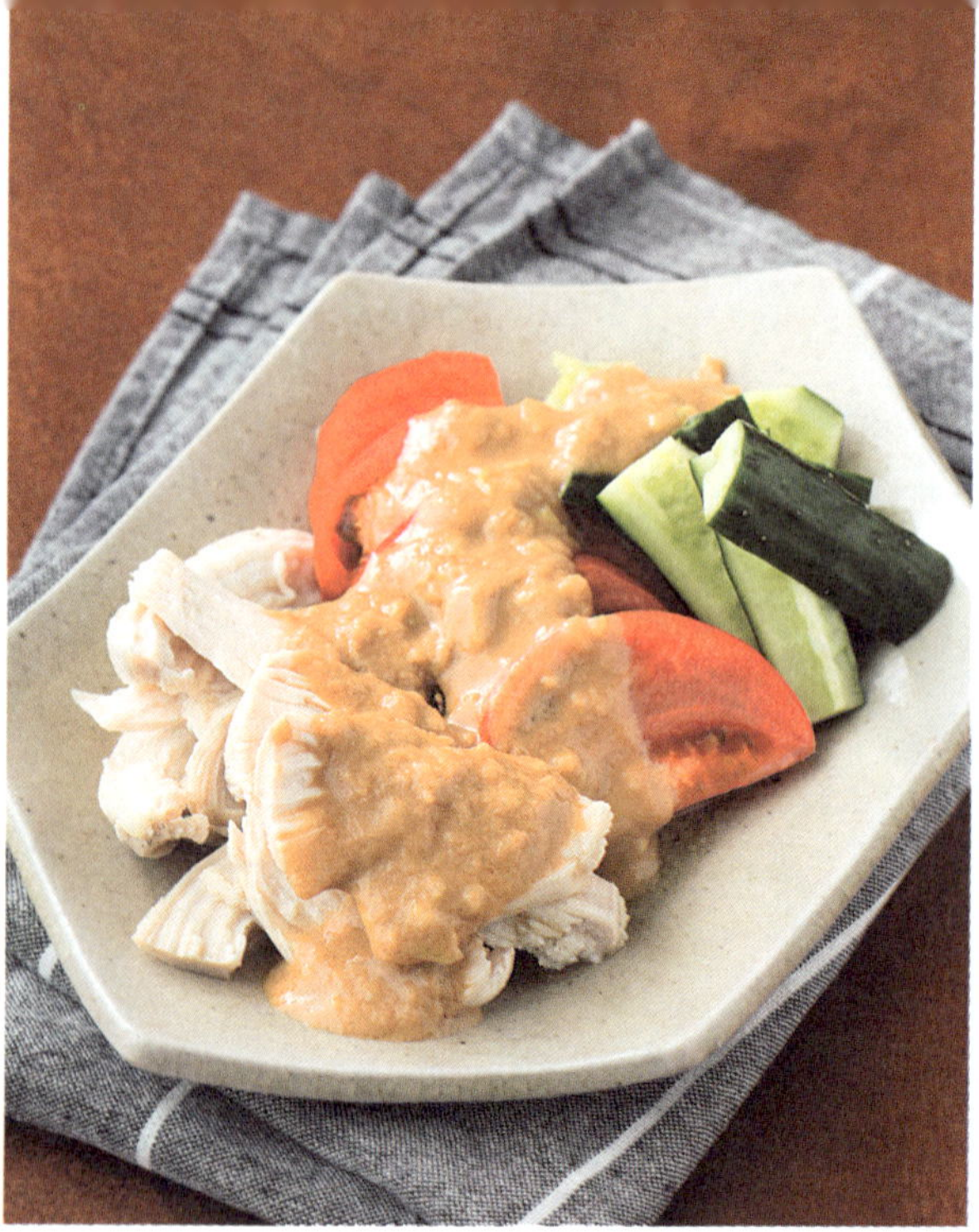

鶏胸肉のバンバンジー風

<材料>2人分

鶏胸肉（皮なし）		小1枚（200g）
A	塩	小さじ1/3
	こしょう	少々
	酒・酢	各大さじ1
きゅうり		1本
トマト		小1個
ネギ		5センチ分
しょうが		1かけ
B	しょう油・酢	各大さじ1
	ねりゴマ	大さじ2
	砂糖	小さじ1/2

POINT 肉も野菜と一緒なら安心

肉類を摂るときは野菜と一緒に食べて胃腸の負担を軽くする

<作り方>

1 鶏胸肉とAを入れて揉み、胸肉の薄い部分を下にたたみ込むようにして置き、ラップをふんわりとかけて電子レンジで3分加熱。そのまま電子レンジの中で粗熱がとれるまで放置する(予熱で火を通す)。

2 レンジで保温させている間に、きゅうりは縦半分に切って種をスプーンなどで除き、ヒビを入れて一口大に切る。トマトは1センチ幅の半月切りにする。ネギとしょうがはみじん切りにし、Bと共に混ぜてタレをつくっておく。

3 1の粗熱が取れたら大きめに手で裂き、トマト、きゅうり共に盛り合わせてタレをたっぷりとかける。お好みでラー油をかけても。

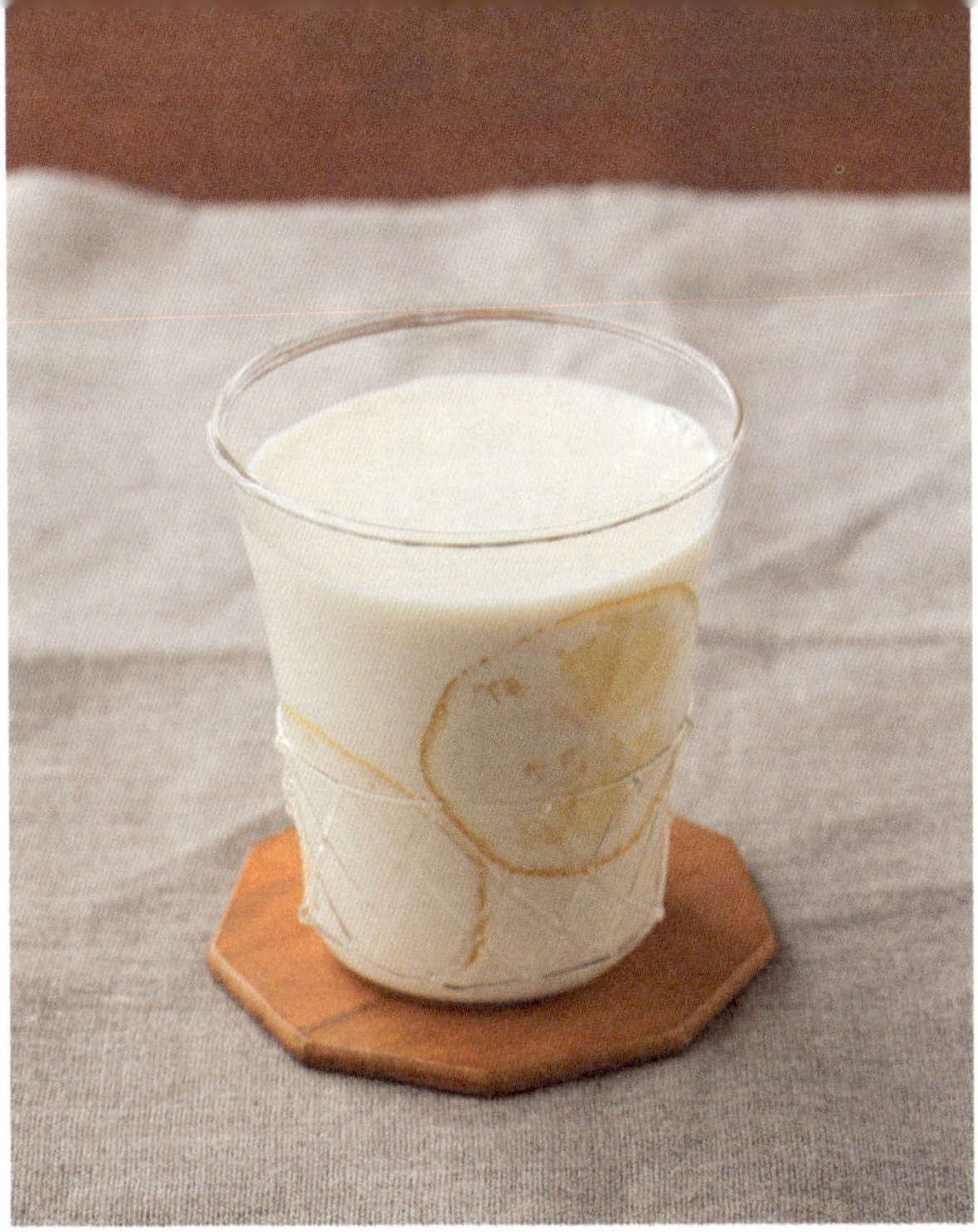

豆乳とレモンの飲むヨーグルト

＜材料＞1杯分

調整豆乳―――――― 1/2カップ
ヨーグルト――――― 80g
レモン汁 ―――――― 小さじ2
オリゴ糖 ―――――― 適宜
レモンの薄切り―― 適宜

＜作り方＞

1 材料すべてを、滑らかになるまでよく混ぜ合わせる。ボウルかグラスで混ぜ合わせればよい。

2 あればグラスに、薄切りのレモンをはりつけ、1をゆっくりと注ぐときれいにみえる。飲むときには、レモンをつぶしながら飲んでも。

POINT イライラ解消！

原因のカルシウムとビタミンCを補給する

薬を使わず自分のうつを治した精神科医の
うつが消える食事

発行日　2017年10月 5 日　第1刷
発行日　2022年 4 月21日　第8刷

著者　宮島賢也

本書プロジェクトチーム
編集統括　柿内尚文
編集担当　小林英史
デザイン　鈴木大輔（ソウルデザイン）
編集協力　鈴木秀雄、洗川俊一
撮影　よねくらりょう
料理　田村つぼみ
イラスト　森下えみこ
DTP　アイダックデザイン
校正　澤近朋子

営業統括　丸山敏生
営業推進　増尾友裕、綱脇愛、桐山敦子、矢部愛、高坂美智子、寺内未来子
販売促進　池田孝一郎、石井耕平、熊切絵理、菊山清佳、吉村寿美子、矢橋寛子、遠藤真知子、森田真紀、氏家和佳子
プロモーション　山田美恵、藤野茉友、林屋成一郎
講演・マネジメント事業　斎藤和佳、志水公美

編集　栗田亘、村上芳子、大住兼正、菊地貴広、山田吉之
メディア開発　池田剛、中山景、中村悟志、長野太介、入江翔子
管理部　八木宏之、早坂裕子、生越こずえ、名児耶美咲、金井昭彦
マネジメント　坂下毅
発行人　高橋克佳

発行所　株式会社アスコム

〒105-0003
東京都港区西新橋2-23-1　3東洋海事ビル
編集局　TEL：03-5425-6627
営業局　TEL：03-5425-6626　FAX：03-5425-6770

印刷・製本　中央精版印刷株式会社

Printed in Japan ISBN 978-4-7762-0960-7

※薬を服用されている方は、医師や薬剤師と今後の薬の服用についてご相談ください。

『薬を使わず自分の
うつを治した精神科医の
うつが消える食事』
の電子版がスマホ、タブレット
などで読めます！

本書をご購入いただいた方は、もれなく本書の電子版がスマホ、タブレット、パソコンで読むことができます。

アクセス方法はこちら！

下記のQRコード、もしくは下記のアドレスからアクセスし、会員登録の上、案内されたパスワードを所定の欄に入力してください。
アクセスしたサイトでパスワードが認証されますと、電子版を読むことができます。

https://ascom-inc.com/b/09607

※通信環境や機種によってアクセスに時間がかかる、
もしくはアクセスできない場合がございます。
※接続の際の通信費は、お客様のご負担となります。